# DIE 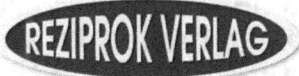NUTRIBULLET REZEPT BIBEL

## 200 Köstliche und Gesund-Nahrhafte Blast und Smoothie Rezepte

**REZIPROK VERLAG**

I0411217

### HERAUSGEBER
**Michael Schwingenschlögl**

### AUTOR
**Susan Fotherington**

### DIÄTOLOGISCHE BERATUNG
**Sibel Osman**

Copyright © 2015 Reziprok Verlag
Alle Rechte vorbehalten

**Impressum, Haftungsausschluss und Allergiehinweis**

## 1. Auflage 2015

Umschlaggestaltung: **David Joyce**

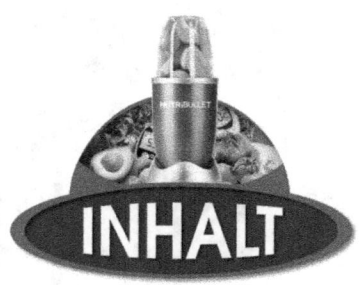

# INHALT

## Superfood Smoothies
*All das Gute aus den Superfoods*

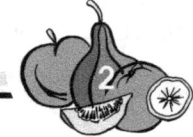

## Superfood Blasts
*Unsere leckeren Blasts ganz aus Superfoods*

## Herzvorsorge Blasts
*Reich an Omega 3 und Antioxidantien*

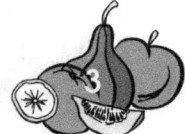

## Blasts für Zufriedenheit, Erholung und Guten Schlaf
*Reich an Tryptophan, Magnesium und Vitaminen B3, B6, B9*

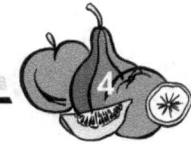

## Die Gesunden Nutri-Desserts

## Blasts für alle Gelegenheiten

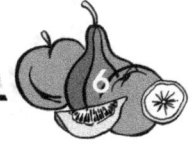

## Smoothies für die ganze Familie

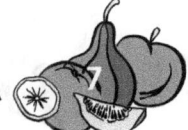

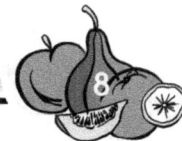

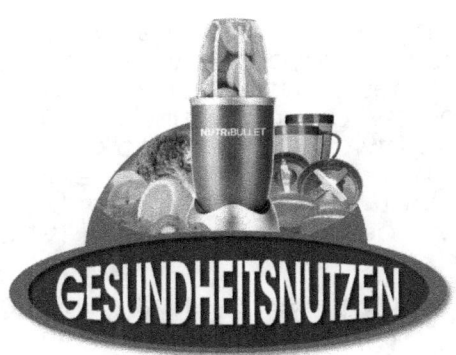

## Der Gesundheitsnutzen der NutriBullet Rohgemüse-Variationen

Viele klinische Studien belegen, dass rohes Gemüse viele der großen Killer der heutigen Zeit bekämpft. Es hilft unter anderem signifikant beim Kampf gegen Krebs. Je mehr rohes Gemüse und je weniger Fleisch wir essen, desto besser kann unser Körper Tumoren vorbeugen bzw. sie bekämpfen. Während der Besetzung Norwegens durch die Deutschen im Zweiten Weltkrieg wurde eine wunderbare Studie durchgeführt. Sie zeigte, dass als Resultat der Beschlagnahmung aller Fleischvorräte durch die Wehrmacht, alle Arten von Krebs um mehr als 50% zurückgingen.

Rohes Gemüse hilft auch dabei, Herz-Kreislauferkrankungen zu bekämpfen. Es stellt dem Körper lebenswichtige Antioxidantien, Öle, Mineralstoffe und Vitamine zur Verfügung und ist einfacher zu verdauen als Hamburgers oder Bratwürste. Das Problem dabei ist allerdings, dass es oft nicht so lecker schmeckt wie Hamburger oder Bratwürste, außer man röstet das Gemüse, überbackt es mit Käse, oder kocht es solange, bis fast all das Gute darin verloren gegangen ist.

Rettung naht! Hier kommt der NutriBullet ins Spiel. Er sorgt dafür, dass Gemüse fantastisch schmeckt. Ein Nutriblast kann genauso gut und belebend schmecken wie ein Steak mit Pommes Frites, ein Cappuccino mit Croissant oder eine Schokoladentorte mit Schlag. Ihre Mutter hätte Sie nie ermahnen müssen „iss dein Gemüse auf!", wenn Ihre Familie einen NutriBullet gehabt hätte.

Der Hersteller gibt eine Vielzahl gesundheitlicher Vorteile an. Ohne hier in medizinische Details gehen zu wollen kann eindeutig gesagt werden, dass der NutriBullet aus jedem Lebensmittel – egal ob Gemüse, Obst, Nüsse, Blattgrün oder Samen – all das Gute herausholen kann; und zwar ohne die feine biochemische Beschaffenheit diese Lebensmittel zu zerstören, wie dies beim Kochen geschieht. Der NutriBullet ist kein Entsafter, kein Mixer sondern ein ‚Extraktor'. Extraktor deshalb, weil dieses Gerät all die guten Wertstoffe die wir benötigen, aus den Lebensmitteln für uns extrahiert. Wir kennen keine bessere Art fleischlose Lebensmittel zu verarbeiten. Die rotierenden Klingen brechen die Zellwende der Zutaten auf und ermöglichen so, dass der Zellinhalt direkt in unsere Verdauungssystem gelangt. Sofern Sie nicht über Zähne verfügen, die 10.000 Umdrehungen pro Minuten schaffen, stellt der NutriBullet eine deutliche Verbesserung gegenüber normalem Kauen dar.

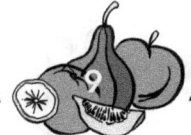

Es gilt hier auch die menschlich-psychologische Seite zu beachten. Für gewöhnlich sind wir den Dingen gegenüber loyal, die wir mögen. Der wichtigste Aspekt im Einzelhandel ist die Loyalität des Kunden einer Marke gegenüber. Endlich finden wir also ein Gemüse das wir halbwegs mögen, und plötzlich essen wir immer nur mehr dieses. Selbst wenn wir also etwas Blattgrün und Obst essen, tendieren wir immer wieder nur zu demselben, kleinen Teil dessen, was eigentlich und den Geschäften und auf Märkten verfügbar wäre. Es sind die Sorten die wir kennen und einigermaßen mögen. ‚Was der Bauer nicht kennt isst er nicht' trifft in gewissem Maße auf uns alle zu.

Das Ziel dieses Buches ist es, den Leser zu ermutigen und ihm zu ermöglichen, die Zufuhr an Gemüse, Obst, Nüssen, Blattgrün und Samen täglich zu variieren. Zu diesem Zweck haben wir so viele Rezepte für köstliche Blasts und Smoothies zusammengestellt. Wenn Sie auch nur einen Teil dieser NutriBullet Rezepte probieren und täglich genießen, werden Sie von allem profitieren, was die Natur an Gemüse, Obst, Nüssen, Samen und Blattgemüsen zur Verfügung stellt.

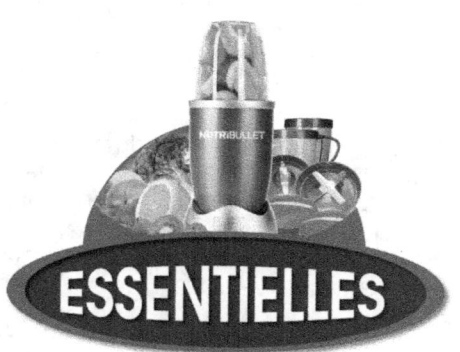

## Essentielle Aminosäuren

Gewisse Aminosäuren (Proteine), Fettsäuren (Fett), Vitamine und Mineralstoffe können nicht vom Körper selbst hergestellt werden und müssen daher durch die Nahrung aufgenommen werden. Das ist ein Grund, warum Abwechslung in der Ernährung so wichtig ist. Der Verzicht auf einige essentielle Nahrungsmittel kann tödlich sein, selbst wenn man dabei zunimmt. Als Flüssignahrung modern wurde, verstarben einige Konsumenten die sich mehr als einen Monat so ernährten plötzlich, da sie keinen Vorrat an Aminosäuren mehr im Körper hatten.

Insgesamt gibt es 11 Aminosäuren: Tryptophan, Tyrosin, Threonin, Isoleucin, Histidin Leucin, Lysine, Methionin, Phenylalanin, Cystein und Valin. Diese Säuren verteilen sich relativ gleichmäßig auf alle Arten von Blattgrün. Während es stimmt, dass Fleisch und Milchprodukte mehr Proteine und daher mehr essentielle Aminosäuren pro Gramm als Blattgrün haben, beinhalten sie jedoch weniger Protein pro Kilokalorie (kcal). Für Menschen die abnehmen wollen, Vegetarier, Veganer oder auch für Diabetiker sind Spinat, Kohl und Co. daher eine super Alternative.

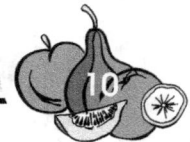

Ein 200 ml Glas Vollmilch enthält zwischen 22-38% der empfohlenen Tagesdosis aller 11 essentiellen Aminosäuren (mit der Ausnahme von Cystein – 14%). Für einige unsere Blasts und Smoothies verwenden wir daher 200 ml Vollmilch.

## Essentielle Vitamine

Dies sind: Vitamin A, Vitamin B1 (Thiamin), Vitamin B2 (Riboflavin), Vitamin B3 (Niacin), Vitamin B4 (Cholin/Adenin), Vitamin B5 (Pantothensäure), Vitamin B6 (Pyridoxin), Vitamin B7 (Biotin), Vitamin B9 (Folate), Vitamin B12 (Kobalamin), Vitamin C, Vitamin D3, Vitamin E und Vitamin K.

Die aktuellen EU Empfehlungen für Vitamin D3 betragen nun 4000 I.E. (I.E. = Internationale Einheiten, eine von der Weltgesundheitsorganisation WHO definierte Menge) anstatt bisher 400 I.E.! Neueste Studien zeigen nämlich, dass die Toxizität von hochdosiertem Vitamin D3 durch einen Mangel an Vitamin K2 verursacht wird. Spinat und Kohlgemüse sind reich an Vitamin K1, welches der Körper in K2 umwandeln kann. Zu allen 1000 I.E. Vitamin D3 wird die Zufuhr von 100 Mikrogramm K2 (Typ MK7) empfohlen. Allerdings ist Vitamin K2 als Nahrungsergänzungsmittel ziemlich teuer, es empfiehlt sich daher ausreichend dunkles Blattgrün zu sich zu nehmen.

## Essentielle Öle und Fettsäuren

Wirklich erwähnenswert ist hier Omega 3. Je mehr Omega 3 aus Fisch (speziell EPA und DHA) desto besser (bis rund 5 Gramm pro Tag). Ebenfalls gilt, je mehr Omega 3 aus Samen, Nüssen oder Gemüse desto besser (ohne Deckelung).

Es gibt zahlreiche Beweise für die positive Wirkung von Omega 3 auf unser Herz-Kreislauf-System. Speziell wenn man fettige Nahrung zu sich nimmt, sollte man größere Mengen und Omega 3 (aus Fisch und aus alternativen Quellen) aufnehmen. Es gibt viele Nahrungsergänzungsmittel mit Omega 3 Säuren, doch für gewöhnlich kann Omega 3 aus frischen Nahrungsmitteln besser vom Körper aufgenommen werden.

## Die 10 Essentiellen Spurenelemente

Eisen, Kalium, Kalzium, Kupfer, Magnesium, Mangan, Natrium, Phosphor, Selen und Zink.

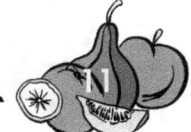

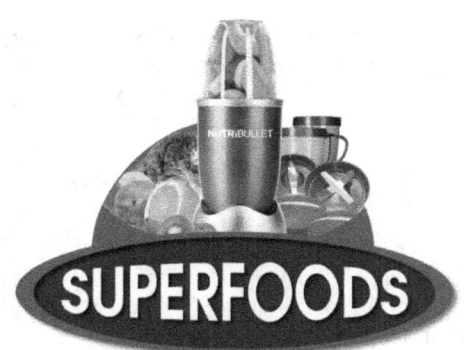

## Superfoods - 25 Alleskönner

Diese Lebensmittel enthalten eine Vielzahl der essenziellen Aminosäuren, Fette, Vitamine und Spurenelemente. Doch das alleine macht sie nicht zu ‚Superfoods'. Sie werden aufgrund der gesundheitlichen Vorteile die sie dem Menschen bringen als Superfoods bezeichnet. Sie sind generell reich an Anthocyanen, Polyphenolen, Flavonoiden, Antioxidantien, krebshemmenden Ellagsäuren, herzstärkendem Lycopin und anderen wirklich wertvollen Nährstoffen, die gute Gesundheit, Wohlgefühl und Fitness steigern. Einiger der Wirkungsweisen und Funktionen sind:

Erhöhter Schutz vor bakteriellen und viralen Infektionen
Erhöhte Funktion des Immunsystems
Reduzieren das Krebs Risiko
Herzerkrankungen vorbeugend
Langsameres Altern
DNS-Reparatur und Schutz des Erbgutes
Reduktion von Risiko einer Herz-Kreislauf-Erkrankung
Schutz vor Bluthochdruck
Reduzieren das Alzheimer Risiko
Reduzieren das Osteoporose Risiko
Reduzieren das Schlaganfall Risiko
Reduzieren das Darmkrebs Risiko
Erhöhte Antioxidantien
Vorbeugend gegen epileptischer Anfälle
Vorbeugend gegen Glatzenbildung
Reduzieren Typ II Diabetes Risiko
Reduzieren Häufigkeit von Migräne
Linderung von Menstruationsschmerzen
Regulierung des Blutzuckers und der Insulinabhängigkeit
Verlangsamen Fortschreiten von AIDS
Demenz vorbeugend
Verbessern Augengesundheit
Lindern Entzündungen
Lindern Erkältungen
Verbessern die Schlaftiefe und Schlaflänge
Entschlacken und Entgiften den Körper
Verbessern die Gesundheit von Knochen. Nerven, Zähnen und Muskeln

**Buchweizen und Quinoa**: Zu viel Kohlenhydrate für unsere Liste und ungeeignet für Extraktor-Rezepte.

**Chilis und Knoblauch**: Großartig, aber nicht wirklich für Extraktor-Rezepte geeignet.

**Mandeln**: Reich an Proteinen, ungesättigten Fettsäuren, Vitaminen B1, B2, B3, B9, E, Kalzium, Kupfer, Eisen, Magnesium Phosphor, Kalium, Zink und Ballaststoffe.

**Dunkle Schokolade**: Reich an Proteinen, gesättigten Fetten, Vitaminen B1, B2, B3, B9, K, Kalzium, Kupfer, Magnesium Mangan, Phosphor, Kalium, Selen, Zink und Ballaststoffen.

**Leinsamensamen**: Reich an Proteinen, ungesättigten Fettsäuren, Vitaminen B1, B3, B5, B6, B9, Kalzium, Kupfer, Eisen, Magnesium, Mangan, Phosphor, Kalium, Selen, Zink, Ballaststoffen.

**Kürbiskerne**: Reich an Proteinen, ungesättigten Fettsäuren, Vitaminen B2, B3, B5, B6, B9, E, Kalzium, Kupfer, Eisen, Magnesium, Mangan, Phosphor, Kalium, Selen, Zink.

**Chia Samen**: Reich an Proteinen, alle essentielle Aminosäuren in guter Menge, unfassbar reich an Ballaststoffen (34%), reich an Omega 3 (17%), Vitamine B1, B2, B3, B9, Kalzium, Kupfer Mangan, Phosphor, Selen, Zink.

**Aprikosen**: Reich an Vitaminen A.C, E, Eisen, Kalium, Ballaststoffen.

**Avocados:** Reich an ungesättigten Fettsäuren, Vitaminen B2, B3, B5, B6, B9, C, K, Kupfer, Magnesium, Mangan und Kalium, Ballaststoffen.

**Heidelbeeren**: Reich an Vitaminen B9, C, K, Mangan und Ballaststoffen.

**Himbeeren**: Reich an Vitaminen B1, B2, B3, B9, C, K, Kupfer, Eisen, Mangan und Ballaststoffen.

**Brombeeren**: Reich an Vitaminen B9, C, K, Mangan und Ballaststoffen.

**Guave**: Reich an Vitaminen A, B9, C, Kupfer, Magnesium, Mangan, Kalium, Ballaststoffen.

**Papaya**: Reich an Vitaminen A, B9, C, Kalium, Ballaststoffen.

**Goji Beeren**: Enthalten alle 11 essentiellen Aminosäuren, reich an Vitaminen A, B2, C, Kalzium, Selen, Zink, Eisen, Kalium, jedoch 46% Zucker, also nicht zu viele davon verwenden. Auch Wolfsbeere genannt.

**Ingwer**: Reich an Vitaminen B1, B2, B5, B6, C, Kalzium, Kupfer, Eisen, Magnesium, Mangan, Kalium, Selen, Zink, Ballaststoffen.

**Brokkoli**: Reich an Vitaminen A, B1, B2, B5, B6, B9, C, K, Kalzium, Eisen, Magnesium, Mangan, Kalium.

**Karotten**: Reich an Vitaminen A, B3, B6, B9, C, K, Mangan, Kalium, Ballaststoffen.

**Tomaten**: Reich an Vitaminen A, B2, B6, B9 C, Kalium, Lycopin.

**Rote Bete**: Reich an Vitamin B6, B9, C, Eisen, Magnesium, Mangan, Phosphor, Kalium, Zink, Ballaststoffen.

**Kohl**: Reich an Vitaminen A, B1, B2, B3, B6, B9, C, K, Kalzium, Kupfer, Eisen, Magnesium, Mangan, Kalium.

**Spinat**: Reich an Vitaminen A, B2, B6, B9, C, E, K, Kalzium, Kupfer, Eisen. Magnesium, Mangan, Kalium, Ballaststoffen.

**Mangold**: Reich an Vitaminen A, C, E, K, Kalzium, Kupfer, Eisen, Magnesium, Mangan, Kalium, Natrium.

Da es diese Vielzahl gibt, haben wir viele Blast- und Smoothie-Rezepte mit diesen Alleskönnern erstellt!

| Samen und Kerne | Tryptophan /100g |
|---|---|
| Chia Samen | 721 mg |
| Kürbiskerne | 576 mg |
| Sesamkörner | 388 mg |
| Sonnenblumenkerne | 348 mg |
| Leinsamen | 297 mg |

| Nüsse | Tryptophan /100g |
|---|---|
| Cashew Nüsse | 470 mg |
| Erdnüsse | 340 mg |
| Walnüsse | 318 mg |
| Pistazien | 284 mg |
| Mandeln | 214 mg |
| Haselnüsse | 193 mg |
| Paranüsse | 141 mg |
| Pekan Nüsse | 93 mg |

| Obst | Tryptophan /100g |
|---|---|
| Avocado | 26 mg |
| Dörrpflaumen | 25 mg |
| Aprikosen | 12 mg |
| Datteln | 12 mg |
| Traube | 11 mg |
| Orangen | 10 mg |
| Pfirsich | 10 mg |
| Pflaumen | 9 mg |
| Grapefruits | 9 mg |

| Blattgrün | Tryptophan /100g |
|---|---|
| Petersilie | 45 mg |
| Spinat | 39 mg |
| Kohl | 34 mg |
| Brokkoli | 33 mg |
| Brunnenkresse | 30 mg |
| Mangold | 17 mg |
| Senfkohl | 15 mg |

| Gemüse | Tryptophan /100g |
|---|---|
| Blumenkohl | 20 mg |
| Rote Bete | 19 mg |
| Grüne Bohnen | 19 mg |
| Karotten | 12 mg |
| Zucchini | 10 mg |

| Andere | Tryptophan /100g |
|---|---|
| Kakaopulver | 283 mg |
| Vollmilch | 40 mg |
| Cheddar Käse | 515 mg |
| Mozzarella Käse | 558 mg |
| Ei | 210 mg |

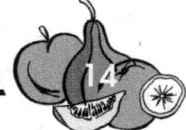

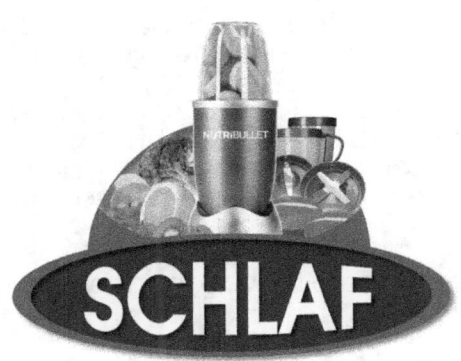

## Schlaf und Ernähr

Als Beispiel dafür was Ihre Ernährung für Sie tun kann, sei der Schlaf erwähnt. Ihre Ernährung kann Sie wohlig schlafen lassen – ganz ohne Schlaftabletten. Sollten Sie unter Schlafproblemen leiden, könnten Sie einen Mangel an der essentielle Aminosäure Tryptophan haben.

Die Hauptakteure wenn es um guten Schlaf geht sind Serotonin, Melatonin und Tryptophan. Chemisch läuft dies so ab: Zunächst verwandelt der Körper Tryptophan in Tryptophan Hydroxylase (oder 5 HydroxyTryptophan oder 5HTP). Dieser Stoff wird zusammen mit den Vitaminen B3, B6, B9 und Magnesium verwendet, um den Neurotransmitter Serotonin herzustellen. Das Serotonin wird dann je nach Bedarf in das Neurohormon Melatonin verwandelt.

Serotonin ist das körpereigene, natürliche Schlafmittel. Je höher unser Serotoninspiegel, umso schläfriger fühlen wir uns. Das Melatonin steuert unsere Innere Uhr, den Schlaf-Wach-Rhythmus, unseren Schlafzyklus. Zusammen lassen uns diese beiden Hormone einschlafen, bestimmen wie lange wir schlafen und wie gut die Qualität des Schlafes ist.

Da Tryptophan als essentielle Aminosäure nicht selbst vom Körper produziert werden kann, müssen wir es mit der Nahrung aufnehmen!

Nur 1 Gramm Tryptophan pro Tag kann die Einschlafzeit deutlich reduzieren und die erholsame Schafzeit erhöhen. 6 Gramm werden zur Behandlung von Menstruationsbeschwerden eingesetzt. Und 3 Gramm pro Tag über 2 Wochen werden zur Behandlung von Depressionen und Angstzuständen eingesetzt und haben dabei nicht die negativen Nebenwirkungen von Prosac und Co. Wenn Sie also gut drauf sein wollen essen Sie Lebensmittel die reich an Tryptophan sind!

Dies sind zum Beispiel Schokolade, Eier, Käse, Dunkler Reis, Avocados, Walnüsse, Erdnüsse, Fleisch, Sesam, Sonnenblumenkerne und Kürbiskerne. Eine Tasse Kakao vor dem zu Bett gehen, hat also eine gute biochemische Grundlage…

Hier nun also ein Überblick über den Tryptophan Gehalt ausgewählter Nahrungsmittel:

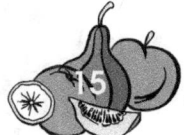

Einiger unserer NutriBullet Rezepte sind speziell auf die Zufuhr von Tryptophan ausgerichtet. Die empfohlene Tagesdosis (RDA) beträgt 285 mg. Doch für tiefen, erholsamen Schlaf sind 1000 mg besser. Der Konsum von Chia-Samen, Cashew Nüssen, Milch, Spinat, Pflaumen und etwas Kakaopulver in einem NutriBlast bringt Sie auf rund 475 mg Tryptophan. Dies entspricht 166% der RDA. Doch Sie würden 2 davon benötigen um in der darauffolgenden Nacht wirklich gut schlafen zu können. Als Alternative bieten sich 100 Gramm Käse an, was Ihnen weitere 500 mg Tryptophan zuführen würde.

Wild, Geflügel und Eier sind weitere hervorragende Quellen für Tryptophan jenseits der NutriBullet Rezepte.

Sollten Sie etwas Stärkeres benötigen, können Sie einen Übergangsstoff zwischen Tryptophan und Serotonin als Nahrungsergänzung einnehmen: 5HTP. Doppelblind-studien haben bewiesen, dass 5HTP gleich wirksam wie die Psychopharmaka Prozac, Paxil, Zoloft, Imipramine und Desipramine ist, jedoch weniger Nebenwirkungen hat, da es als natürlicher Stoff im Körper vorkommt. 5HTP ist als Nahrungsergänzungsmittel nicht rezeptpflichtig und günstig.

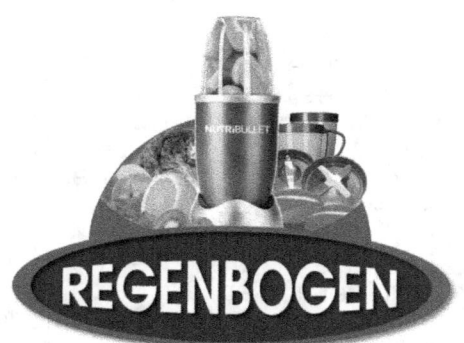

## Essen Sie einen bunten Regenbogen

**Rot** – Lycopin, Anthocyane und andere Phytonährstoffe finden sich in rotem Obst und Gemüse. Lycopin ist ein kraftvolles Antioxidationsmittel und kann dabei helfen, das Risiko von Krebs zu reduzieren, unser Herz gesund zu halten und die Gedächtnisleistung zu verbessern.

**Weiß/Gebräunt**– Obwohl der Glaube weitverbreitet ist, dass weiße Nahrungsmittel schlecht für uns seien, gibt es doch spezielle Vorteile, die wir aus ihnen ziehen können. Sie können gewissen Formen von Krebs vorbeugen helfen, halten den Hormonhaushalt im Gleichgewicht. Sie können helfen den Blutdruck zu senken und kurbeln das körpereigene Immunsystem mit Nährstoffen wie EGCG und Allicin an. Weißes Obst und Gemüse enthalten eine Vielzahl von gesundheitsfördernden Phyto-Chemikalien wie Allicin (findet sich in Knoblauch), was für seine antibakteriellen und antiviralen Eigenschaften bekannt ist. Manche Erzeugnisse aus der Weißen Gruppe wie Bananen und Kartoffeln sind eine gute Kalium Quelle.

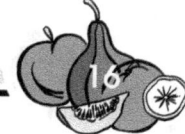

**Grün** – Ein hoher Chlorophyllgehalt zusammen mit der daraus resultierenden entgiftenden Wirkung ist die herausragende Eigenschaft von Blattgrün. Zusätzlich tragen Luteine, Zeaxanthine und Indol zu den krebsbekämpfenden Eigenschaften dieser Gemüseart bei. Sie fördern die Augengesundheit und helfen dabei, starke Knochen und Zähne zu bilden bzw. zu erhalten. Blattgrün enthält eine Vielzahl von Phyto-Chemikalien wie Carotinoid, Indol und Saponin, die alle ebenfalls krebshemmende Eigenschaften besitzen. Blattgrün wie Spinat und Brokkoli ist auch eine exzellente Quelle von Folsäure.

**Blau/Violett** – Die Phyto-Chemikalien Anthocyane und Resveratrol fördern ein jugendliches Hautbild, kraftvolle Haare und Nägel. Weiters wird angenommen, dass diese Entzündungshemmer auch eine Rolle in der Krebsvorsorge spielen, speziell der Gesundheit der Haut, sowie der Urinal- und Verdauungsorgane dienen. Sie können auch das Risiko von Herz-Kreislauf-Erkrankungen senken.

**Orange/Gelb** – Lebensmittel mit leuchtendem Orange und Gelb sind hervorragende Booster des Immunsystems, und wirken sich wegen ihres hohen Gehalts an Carotin sehr positiv auf unsere Sehorgane aus. Ein bekanntes Carotin, das Betacarotin, findet sich in hohen Mengen in Süßkartoffeln, Kürbissen, und Karotten. Es wird im Körper in Vitamin A verwandelt was dabei hilft, Schleimhäute und Augen gesund zu halten. Ein anderes Carotin ist Lutein welches direkt in den Augen abgelagert wird. Es beugt Katarakten und altersbedingter Makuladegeneration, die zu Erblindung führen kann.

## Nährwertangaben

Alle unsere Blast- und Smoothie-Rezepte enthalten umfassende Nährwert-angaben, inklusive der genauen Grammangabe für Proteine, Kohlenhydrate, Fett und Ballaststoffe. Die Angabe der enthaltenen Kilokalorien (kcal) finden sie ebenfalls bei jedem Rezept vor. Alle Daten basieren auf den Angaben der USDA Datenbank für Ernährung.

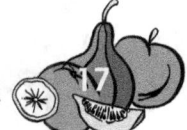

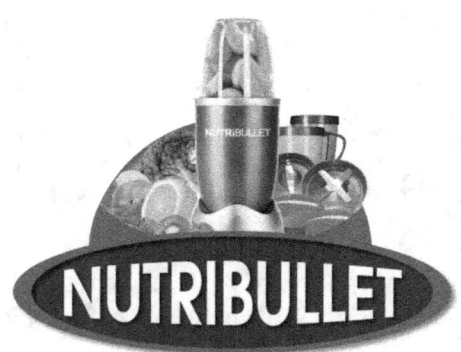

## NutriBullet Mengenangaben

Vergessen Sie komplizierte Umrechnungen von US oz, Cups und Gramm. Alle unsere Angaben finden sich in Gramm bzw. Milliliter.

Der große NutriBullet Behälter hat ein Fassungsvermögen von rund 600 ml bzw. Gramm Wasser bis zur MAX-Linie. Der kleine Behälter fasst 340 ml bzw. Gramm Wasser bis zur MAX-Linie.

Alle unsere Zutaten verlieren durch die Extraktion an Volumen. Die Mengenangaben der Zutaten verstehen sich in Gramm (g) bzw. Milliliter (ml).

## Sicherheitshinweise

Halten Sie alle Körperteile (speziell Ihre Finger!) und andere Gegenstände von den Klingen des NutriBullet fern wenn dieser an eine Stromquelle angeschlossen ist.

Geben Sie keine anderen Objekte oder Gegenstände in den NutriBullet.

Bitte beachten Sie die Gebrauchsanleitung, sowie die Sicherheitshinweise des Herstellers.

**VERMEIDEN SIE DIESE ZUTATEN:** Die **Gehäuse** und/oder **Kerne** von Äpfeln, Birnen, Pfirsichen, Pflaumen, Aprikosen und Kirschen enthalten hochgiftiges Zyanid. Gehäuse und Kerne *müssen* daher vor der Verarbeitung immer entfernt werden!

**Rhabarber Blätter** enthalten Oxalat was zu Nierensteinen, Krämpfen und Koma führen kann. 2.5 Kilo Rhabarberblätter sind eine tödliche Dosis!

Tomaten sind in Ordnung, aber die **Stängel** und **Blätter** sind gefährlich. Sie enthalten alkalische Giftstoffe wie Atropine, die Kopfschmerzen, Benommenheit und Erbrechen verursachen können.

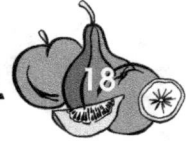

**Muskatnuss:** Enthält Myristicin kann Halluzinationen und Schwindel hervorrufen, sowie Übelkeit bewirken. Muskatnuss ist in kleinen Mengen als Gewürz völlig in Ordnung, wir empfehlen aber, von der Verwendung im NutriBullet abzusehen.

**Kidney Bohnen** und **Lima Bohnen**: Beide sind roh verzehrt wirklich sehr giftig.

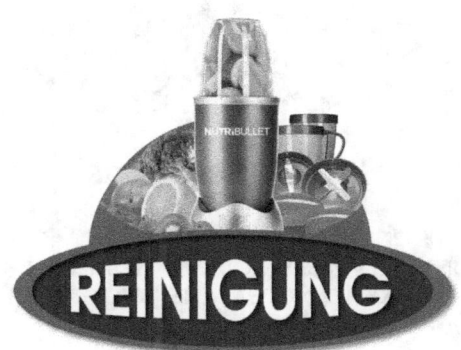

## Reinigung

Ihr NutriBullet ist einfach zu reinigen. Der Hersteller empfiehlt warmes (nicht heißes!) Wasser und ein mildes Reinigungsmittel. Spülen Sie die Klingen, die Behälter und falls nötig die Basiseinheit sofort nach Gebrauch ab um das Eintrocknen von Rückständen zu vermeiden.

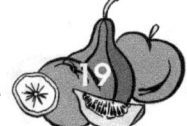

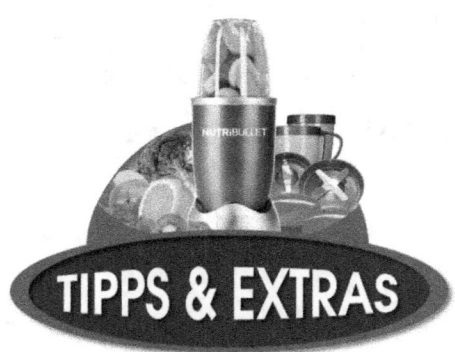

## Tipps und Extras

Zimt und Nelken eigenen sich wunderbar in einem Heißgetränk, aber passen nicht zu einem kalten Smoothie bzw. einem NutriBlast. Natürlich müssen wir auch von gewöhnlichem Zucker abraten. Die folgenden Zutaten sind jedoch sehr empfehlenswert:

**Ingwerwurzel (geschnitten)**
**Zitronensaft**
**Limettensaft**
**Agave Nektar**
**Honig**
**Knoblauchzehen**
**Echtes Kakaopulver (ein Superfood)**
**85% Dunkle Schokolade (ein Superfood)**
**Pulverkaffee**
**Koriander**
**Petersilie**
**Salbei**
**Lauch**
**Molke Eiweiß (Geschmacksrichtung Banane, Schokolade, Cookies, Erdbeere etc.) – als zusätzliche Proteinquelle.**

Alle diese Zutaten können nach Lust und Geschmack den Rezepten zugegeben werden. Bitte beachten Sie jedoch jeweils die maximale Füllmenge.

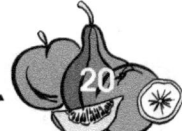

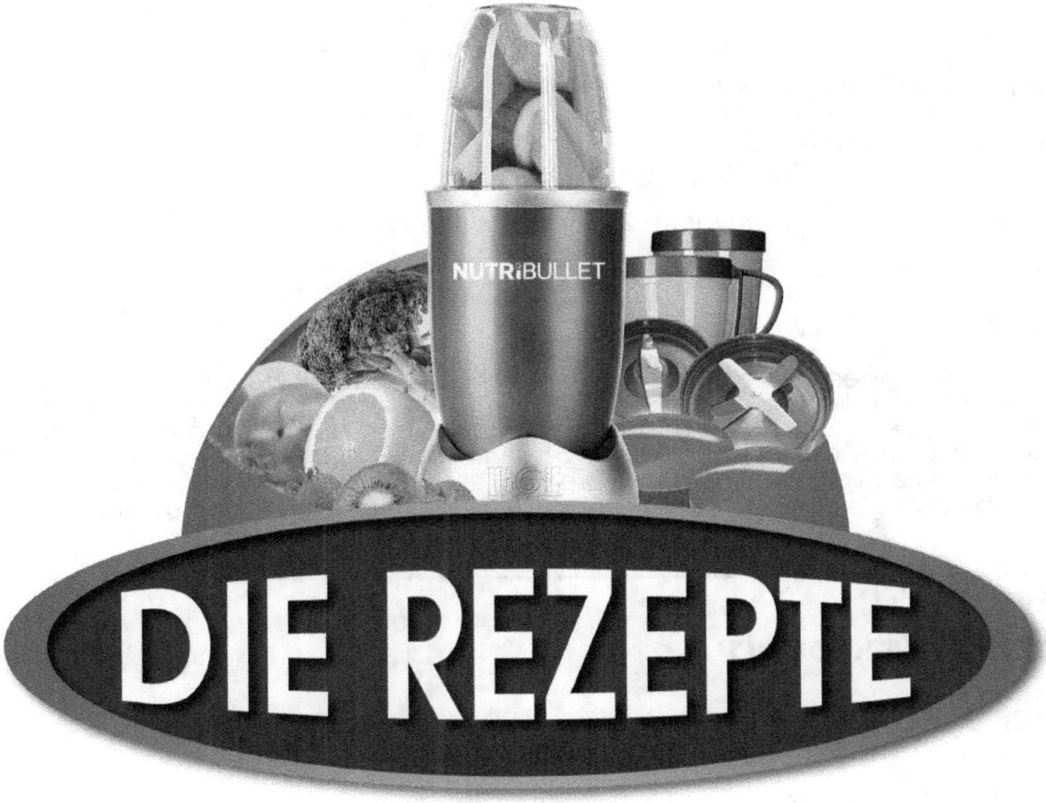

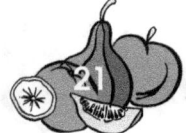

# DIE REZEPTE

## Superfood Smoothies
### All das Gute aus den Superfoods

# Mangold Kuss

### Zutaten

40 Gramm Mangold
40 Gramm Kohlblätter gezupft
120 Gramm Himbeeren
120 Gramm Schwarzbeeren
200 ml Mandelmilch (ungesüßt)

*Proteine 5g, Fett 4g, Kohlenhydrate 23g, Ballaststoffe 13g, 178 Kcal*

### Zubereitung

Geben Sie die festen Zutaten in den großen Behälter und drücken Sie alles unter der MAX Linie zusammen. Füllen Sie dann den Behälter mit der jeweiligen Flüssigkeit auf. Schrauben Sie die NutriBullet™ Extraktor-Klingen an der Oberseite des Behälters an. Drehen Sie den Behältern nun um, verbinden Sie ihn mit der NutriBullet Power Base Basiseinheit und starten Sie den Extraktionsvorgang durch eine Drehung erneut. Extrahieren Sie all das Gute aus den Zutaten bis alles gleichmäßig flüssig ist (rund 20 Sekunden). ***Öffnen und genießen!***

---

# Brokkoli Belebung

### Zutaten

40 Gramm Spinat
40 Gramm Brokkoli Röschen
120 Gramm Papaya
40 Gramm Goji Beeren
200 ml Vollmilch

*Proteine 15g, Fett 9g, Kohlenhydrate 45g, Ballaststoffe 6g, 330 Kcal*

### Zubereitung

Geben Sie die festen Zutaten in den großen Behälter und drücken Sie alles unter der MAX Linie zusammen. Füllen Sie dann den Behälter mit der jeweiligen Flüssigkeit auf. Schrauben Sie die NutriBullet™ Extraktor-Klingen an der Oberseite des Behälters an. Drehen Sie den Behältern nun um, verbinden Sie ihn mit der NutriBullet Power Base Basiseinheit und starten Sie den Extraktionsvorgang durch eine Drehung erneut. Extrahieren Sie all das Gute aus den Zutaten bis alles gleichmäßig flüssig ist (rund 20 Sekunden). ***Öffnen und genießen!***

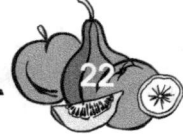

# Avocado Paradies

## *Zutaten*

40 Gramm Mangold
40 Gramm Brokkoli Röschen
120 Gramm Brombeeren
120 Gramm Avocado Stücke
200 ml Wasser

*Proteine 6g, Fett 18g, Kohlenhydrate 10g, Ballaststoffe 16g, 264 Kcal*

## *Zubereitung*

Geben Sie die festen Zutaten in den großen Behälter und drücken Sie alles unter der MAX Linie zusammen. Füllen Sie dann den Behälter mit der jeweiligen Flüssigkeit auf. Schrauben Sie die NutriBullet™ Extraktor-Klingen an der Oberseite des Behälters an. Drehen Sie den Behältern nun um, verbinden Sie ihn mit der NutriBullet Power Base Basiseinheit und starten Sie den Extraktionsvorgang durch eine Drehung erneut. Extrahieren Sie all das Gute aus den Zutaten bis alles gleichmäßig flüssig ist (rund 20 Sekunden). ***Öffnen und genießen!***

# Der Kohl-Guave Reichtum

## *Zutaten*

40 Gramm Kohlblätter gezupft
40 Gramm Spinat
120 Gramm Guave
120 Gramm Aprikosenhälften
200 ml Wasser

*Proteine 7g, Fett 2g, Kohlenhydrate 23g, Ballaststoffe 11g, 162 Kcal*

## *Zubereitung*

Geben Sie die festen Zutaten in den großen Behälter und drücken Sie alles unter der MAX Linie zusammen. Füllen Sie dann den Behälter mit der jeweiligen Flüssigkeit auf. Schrauben Sie die NutriBullet™ Extraktor-Klingen an der Oberseite des Behälters an. Drehen Sie den Behältern nun um, verbinden Sie ihn mit der NutriBullet Power Base Basiseinheit und starten Sie den Extraktionsvorgang durch eine Drehung erneut. Extrahieren Sie all das Gute aus den Zutaten bis alles gleichmäßig flüssig ist (rund 20 Sekunden). ***Öffnen und genießen!***

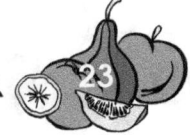

# Brokkoli liebt Brombeere

## *Zutaten*

40 Gramm Brokkoli Röschen
40 Gramm Spinat
120 Gramm Schwarzbeeren
120 Gramm Brombeeren
200 ml Mandelmilch (ungesüßt)

**Proteine 6g, Fett 3g, Kohlenhydrate 22g, Ballaststoffe 12g, 168 Kcal**

## *Zubereitung*

Geben Sie die festen Zutaten in den großen Behälter und drücken Sie alles unter der MAX Linie zusammen. Füllen Sie dann den Behälter mit der jeweiligen Flüssigkeit auf. Schrauben Sie die NutriBullet™ Extraktor-Klingen an der Oberseite des Behälters an. Drehen Sie den Behältern nun um, verbinden Sie ihn mit der NutriBullet Power Base Basiseinheit und starten Sie den Extraktionsvorgang durch eine Drehung erneut. Extrahieren Sie all das Gute aus den Zutaten bis alles gleichmäßig flüssig ist (rund 20 Sekunden). **Öffnen und genießen!**

---

# Aprikose-Guave Fiesta

## *Zutaten*

80 Gramm Mangold
120 Gramm Aprikosenhälften
120 Gramm Guave
200 ml Vollmilch

**Proteine 13g, Fett 9g, Kohlenhydrate 33g, Ballaststoffe 10g, 282 Kcal**

## *Zubereitung*

Geben Sie die festen Zutaten in den großen Behälter und drücken Sie alles unter der MAX Linie zusammen. Füllen Sie dann den Behälter mit der jeweiligen Flüssigkeit auf. Schrauben Sie die NutriBullet™ Extraktor-Klingen an der Oberseite des Behälters an. Drehen Sie den Behältern nun um, verbinden Sie ihn mit der NutriBullet Power Base Basiseinheit und starten Sie den Extraktionsvorgang durch eine Drehung erneut. Extrahieren Sie all das Gute aus den Zutaten bis alles gleichmäßig flüssig ist (rund 20 Sekunden). **Öffnen und genießen!**

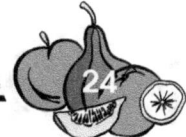

# Avocado betört Goji

### Zutaten

80 Gramm Spinat
120 Gramm Avocado Stücke
40 Gramm Goji Beeren
200 ml Mandelmilch (ungesüßt)

*Proteine 11g, Fett 21g, Kohlenhydrate 26g, Ballaststoffe 13g, 364 Kcal*

### Zubereitung

Geben Sie die festen Zutaten in den großen Behälter und drücken Sie alles unter der MAX Linie zusammen. Füllen Sie dann den Behälter mit der jeweiligen Flüssigkeit auf. Schrauben Sie die NutriBullet™ Extraktor-Klingen an der Oberseite des Behälters an. Drehen Sie den Behältern nun um, verbinden Sie ihn mit der NutriBullet Power Base Basiseinheit und starten Sie den Extraktionsvorgang durch eine Drehung erneut. Extrahieren Sie all das Gute aus den Zutaten bis alles gleichmäßig flüssig ist (rund 20 Sekunden). ***Öffnen und genießen!***

# Papaya herzt Himbeere

### Zutaten

40 Gramm Mangold
40 Gramm Kohlblätter gezupft
120 Gramm Papaya
120 Gramm Himbeeren
200 ml Vollmilch

*Proteine 11g, Fett 9g, Kohlenhydrate 28g, Ballaststoffe 11g, 263 Kcal*

### Zubereitung

Geben Sie die festen Zutaten in den großen Behälter und drücken Sie alles unter der MAX Linie zusammen. Füllen Sie dann den Behälter mit der jeweiligen Flüssigkeit auf. Schrauben Sie die NutriBullet™ Extraktor-Klingen an der Oberseite des Behälters an. Drehen Sie den Behältern nun um, verbinden Sie ihn mit der NutriBullet Power Base Basiseinheit und starten Sie den Extraktionsvorgang durch eine Drehung erneut. Extrahieren Sie all das Gute aus den Zutaten bis alles gleichmäßig flüssig ist (rund 20 Sekunden). ***Öffnen und genießen!***

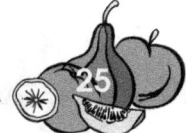

# Das Kohl Wunder

## Zutaten

40 Gramm Kohlblätter gezupft
40 Gramm Spinat
240 Gramm Brombeeren
200 ml Wasser

*Proteine 6g, Fett 2g, Kohlenhydrate 12g, Ballaststoffe 15g, 126 Kcal*

## Zubereitung

Geben Sie die festen Zutaten in den großen Behälter und drücken Sie alles unter der MAX Linie zusammen. Füllen Sie dann den Behälter mit der jeweiligen Flüssigkeit auf. Schrauben Sie die NutriBullet™ Extraktor-Klingen an der Oberseite des Behälters an. Drehen Sie den Behältern nun um, verbinden Sie ihn mit der NutriBullet Power Base Basiseinheit und starten Sie den Extraktionsvorgang durch eine Drehung erneut. Extrahieren Sie all das Gute aus den Zutaten bis alles gleichmäßig flüssig ist (rund 20 Sekunden). **Öffnen und genießen!**

---

# Brokkoli-Mangold Blockbuster

## Zutaten

40 Gramm Brokkoli Röschen
40 Gramm Mangold
120 Gramm Himbeeren
120 Gramm Brombeeren
200 ml Wasser

*Proteine 5g, Fett 2g, Kohlenhydrate 14g, Ballaststoffe 16g, 135 Kcal*

## Zubereitung

Geben Sie die festen Zutaten in den großen Behälter und drücken Sie alles unter der MAX Linie zusammen. Füllen Sie dann den Behälter mit der jeweiligen Flüssigkeit auf. Schrauben Sie die NutriBullet™ Extraktor-Klingen an der Oberseite des Behälters an. Drehen Sie den Behältern nun um, verbinden Sie ihn mit der NutriBullet Power Base Basiseinheit und starten Sie den Extraktionsvorgang durch eine Drehung erneut. Extrahieren Sie all das Gute aus den Zutaten bis alles gleichmäßig flüssig ist (rund 20 Sekunden). **Öffnen und genießen!**

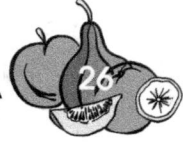

# Die Spinat Galaxie

## Zutaten

80 Gramm Spinat
40 Gramm Goji Beeren
120 Gramm gewürfelte Rote Beete
200 ml Wasser

*Proteine 10g, Fett 1g, Kohlenhydrate 32g, Ballaststoffe 7g, 198 Kcal*

## Zubereitung

Geben Sie die festen Zutaten in den großen Behälter und drücken Sie alles unter der MAX Linie zusammen. Füllen Sie dann den Behälter mit der jeweiligen Flüssigkeit auf. Schrauben Sie die NutriBullet™ Extraktor-Klingen an der Oberseite des Behälters an. Drehen Sie den Behältern nun um, verbinden Sie ihn mit der NutriBullet Power Base Basiseinheit und starten Sie den Extraktionsvorgang durch eine Drehung erneut. Extrahieren Sie all das Gute aus den Zutaten bis alles gleichmäßig flüssig ist (rund 20 Sekunden). ***Öffnen und genießen!***

---

# Mangold herzt Aprikose

## Zutaten

80 Gramm Mangold
120 Gramm Aprikosenhälften
120 Gramm geschnittene Karotten
200 ml Vollmilch

*Proteine 11g, Fett 8g, Kohlenhydrate 30g, Ballaststoffe 7g, 250 Kcal*

## Zubereitung

Geben Sie die festen Zutaten in den großen Behälter und drücken Sie alles unter der MAX Linie zusammen. Füllen Sie dann den Behälter mit der jeweiligen Flüssigkeit auf. Schrauben Sie die NutriBullet™ Extraktor-Klingen an der Oberseite des Behälters an. Drehen Sie den Behältern nun um, verbinden Sie ihn mit der NutriBullet Power Base Basiseinheit und starten Sie den Extraktionsvorgang durch eine Drehung erneut. Extrahieren Sie all das Gute aus den Zutaten bis alles gleichmäßig flüssig ist (rund 20 Sekunden). ***Öffnen und genießen!***

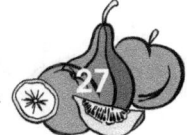

# Der Brokkoli-Brombeer Widerspruch

## *Zutaten*

40 Gramm Mangold
40 Gramm Brokkoli Röschen
120 Gramm Brombeeren
120 Gramm geschnittene Tomaten
200 ml Mandelmilch (ungesüßt)

**Proteine 5g, Fett 3g, Kohlenhydrate 11g, Ballaststoffe 10g, 120 Kcal**

## *Zubereitung*

Geben Sie die festen Zutaten in den großen Behälter und drücken Sie alles unter der MAX Linie zusammen. Füllen Sie dann den Behälter mit der jeweiligen Flüssigkeit auf. Schrauben Sie die NutriBullet™ Extraktor-Klingen an der Oberseite des Behälters an. Drehen Sie den Behältern nun um, verbinden Sie ihn mit der NutriBullet Power Base Basiseinheit und starten Sie den Extraktionsvorgang durch eine Drehung erneut. Extrahieren Sie all das Gute aus den Zutaten bis alles gleichmäßig flüssig ist (rund 20 Sekunden). ***Öffnen und genießen!***

---

# Avocado-Spinat Ensemble

## *Zutaten*

40 Gramm Spinat
40 Gramm Kohlblätter gezupft
120 Gramm Avocado Stücke
200 ml Mandelmilch (ungesüßt)

**Proteine 8g, Fett 21g, Kohlenhydrate 6g, Ballaststoffe 13g, 265 Kcal**

## *Zubereitung*

Geben Sie die festen Zutaten in den großen Behälter und drücken Sie alles unter der MAX Linie zusammen. Füllen Sie dann den Behälter mit der jeweiligen Flüssigkeit auf. Schrauben Sie die NutriBullet™ Extraktor-Klingen an der Oberseite des Behälters an. Drehen Sie den Behältern nun um, verbinden Sie ihn mit der NutriBullet Power Base Basiseinheit und starten Sie den Extraktionsvorgang durch eine Drehung erneut. Extrahieren Sie all das Gute aus den Zutaten bis alles gleichmäßig flüssig ist (rund 20 Sekunden). ***Öffnen und genießen!***

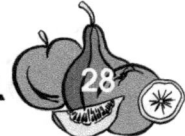

# Schwarzbeer-Booster

*Zutaten*

40 Gramm Spinat
40 Gramm Brokkoli Röschen
120 Gramm Schwarzbeeren
120 Gramm geschnittene Karotten
200 ml Wasser

**Proteine 4g, Fett 1.0g, Kohlenhydrate 25g, Ballaststoffe 8g, 140 Kcal**

*Zubereitung*

Geben Sie die festen Zutaten in den großen Behälter und drücken Sie alles unter der MAX Linie zusammen. Füllen Sie dann den Behälter mit der jeweiligen Flüssigkeit auf. Schrauben Sie die NutriBullet™ Extraktor-Klingen an der Oberseite des Behälters an. Drehen Sie den Behältern nun um, verbinden Sie ihn mit der NutriBullet Power Base Basiseinheit und starten Sie den Extraktionsvorgang durch eine Drehung erneut. Extrahieren Sie all das Gute aus den Zutaten bis alles gleichmäßig flüssig ist (rund 20 Sekunden). ***Öffnen und genießen!***

# Mangold Concerto

*Zutaten*

40 Gramm Kohlblätter gezupft
40 Gramm Mangold
120 Gramm Papaya
120 Gramm geschnittene Tomaten
200 ml Vollmilch

**Proteine 10g, Fett 8g, Kohlenhydrate 25g, Ballaststoffe 5g, 222 Kcal**

*Zubereitung*

Geben Sie die festen Zutaten in den großen Behälter und drücken Sie alles unter der MAX Linie zusammen. Füllen Sie dann den Behälter mit der jeweiligen Flüssigkeit auf. Schrauben Sie die NutriBullet™ Extraktor-Klingen an der Oberseite des Behälters an. Drehen Sie den Behältern nun um, verbinden Sie ihn mit der NutriBullet Power Base Basiseinheit und starten Sie den Extraktionsvorgang durch eine Drehung erneut. Extrahieren Sie all das Gute aus den Zutaten bis alles gleichmäßig flüssig ist (rund 20 Sekunden). ***Öffnen und genießen!***

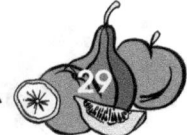

# Mangold-Guave Umarmung

### Zutaten

40 Gramm Mangold
40 Gramm Spinat
120 Gramm Guave
200 ml Wasser

*Proteine 8g, Fett 2g, Kohlenhydrate 14g, Ballaststoffe 10g, 122 Kcal*

### Zubereitung

Geben Sie die festen Zutaten in den großen Behälter und drücken Sie alles unter der MAX Linie zusammen. Füllen Sie dann den Behälter mit der jeweiligen Flüssigkeit auf. Schrauben Sie die NutriBullet™ Extraktor-Klingen an der Oberseite des Behälters an. Drehen Sie den Behältern nun um, verbinden Sie ihn mit der NutriBullet Power Base Basiseinheit und starten Sie den Extraktionsvorgang durch eine Drehung erneut. Extrahieren Sie all das Gute aus den Zutaten bis alles gleichmäßig flüssig ist (rund 20 Sekunden). ***Öffnen und genießen!***

# Kohl-Himbeere Blockbuster

### Zutaten

40 Gramm Brokkoli Röschen
40 Gramm Kohlblätter gezupft
120 Gramm Himbeeren
120 Gramm gewürfelte Rote Beete
200 ml Mandelmilch (ungesüßt)

*Proteine 7g, Fett 4g, Kohlenhydrate 17g, Ballaststoffe 14g, 167 Kcal*

### Zubereitung

Geben Sie die festen Zutaten in den großen Behälter und drücken Sie alles unter der MAX Linie zusammen. Füllen Sie dann den Behälter mit der jeweiligen Flüssigkeit auf. Schrauben Sie die NutriBullet™ Extraktor-Klingen an der Oberseite des Behälters an. Drehen Sie den Behältern nun um, verbinden Sie ihn mit der NutriBullet Power Base Basiseinheit und starten Sie den Extraktionsvorgang durch eine Drehung erneut. Extrahieren Sie all das Gute aus den Zutaten bis alles gleichmäßig flüssig ist (rund 20 Sekunden). ***Öffnen und genießen!***

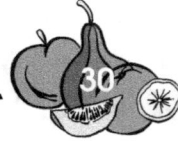

# Guave-Ewigkeit

## Zutaten

40 Gramm Kohlblätter gezupft
40 Gramm Spinat
120 Gramm Guave
120 Gramm geschnittene Karotten
200 ml Vollmilch

**Proteine 13g, Fett 9g, Kohlenhydrate 30g, Ballaststoffe 12g, 282 Kcal**

## Zubereitung

Geben Sie die festen Zutaten in den großen Behälter und drücken Sie alles unter der MAX Linie zusammen. Füllen Sie dann den Behälter mit der jeweiligen Flüssigkeit auf. Schrauben Sie die NutriBullet™ Extraktor-Klingen an der Oberseite des Behälters an. Drehen Sie den Behältern nun um, verbinden Sie ihn mit der NutriBullet Power Base Basiseinheit und starten Sie den Extraktionsvorgang durch eine Drehung erneut. Extrahieren Sie all das Gute aus den Zutaten bis alles gleichmäßig flüssig ist (rund 20 Sekunden). **Öffnen und genießen!**

# Schwarzbeere-Rote Beete Fiesta

## Zutaten

40 Gramm Mangold
40 Gramm Brokkoli Röschen
120 Gramm Schwarzbeeren
120 Gramm gewürfelte Rote Beete
200 ml Vollmilch

**Proteine 11g, Fett 8g, Kohlenhydrate 34g, Ballaststoffe 8g, 269 Kcal**

## Zubereitung

Geben Sie die festen Zutaten in den großen Behälter und drücken Sie alles unter der MAX Linie zusammen. Füllen Sie dann den Behälter mit der jeweiligen Flüssigkeit auf. Schrauben Sie die NutriBullet™ Extraktor-Klingen an der Oberseite des Behälters an. Drehen Sie den Behältern nun um, verbinden Sie ihn mit der NutriBullet Power Base Basiseinheit und starten Sie den Extraktionsvorgang durch eine Drehung erneut. Extrahieren Sie all das Gute aus den Zutaten bis alles gleichmäßig flüssig ist (rund 20 Sekunden). **Öffnen und genießen!**

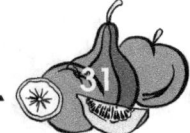

# Mangold Umarmung

### Zutaten

80 Gramm Mangold
40 Gramm Goji Beeren
120 Gramm Guave
30 Gramm Mandeln
200 ml Mandelmilch (ungesüßt)

**Proteine 17g, Fett 20g, Kohlenhydrate 37g, Ballaststoffe 14g, 428 Kcal**

### Zubereitung

Geben Sie die Nüsse, Samen oder Kerne in den großen Behälter. Schrauben Sie die NutriBullet Extraktor-Klingen an der Oberseite des Behälters an. Drehen Sie den Behältern nun um, verbinden Sie ihn mit der NutriBullet Power Base Basiseinheit und starten Sie den Extraktionsvorgang durch eine Drehung. Extrahieren Sie für 30 Sekunden. Geben Sie den Rest der festen Zutaten in den Behälter und drücken alles unter der MAX Linie zusammen. Füllen Sie dann den Behälter mit der jeweiligen Flüssigkeit auf. Schrauben Sie die NutriBullet™ Extraktor-Klingen an der Oberseite des Behälters an. Drehen Sie den Behältern nun um, verbinden Sie ihn mit der NutriBullet Power Base Basiseinheit und starten Sie den Extraktionsvorgang durch eine Drehung erneut. Extrahieren Sie all das Gute aus den Zutaten bis alles gleichmäßig flüssig ist (rund 20 Sekunden). ***Öffnen und genießen!***

---

# Schwarzbeer-Elixier

### Zutaten

40 Gramm Spinat
40 Gramm Mangold
120 Gramm Schwarzbeeren
120 Gramm Aprikosenhälften
22 Gramm Kürbiskerne
200 ml Vollmilch

**Proteine 16g, Fett 18g, Kohlenhydrate 38g, Ballaststoffe 8g, 395 Kcal**

### Zubereitung

Geben Sie die Nüsse, Samen oder Kerne in den großen Behälter. Schrauben Sie die NutriBullet Extraktor-Klingen an der Oberseite des Behälters an. Drehen Sie den Behältern nun um, verbinden Sie ihn mit der NutriBullet Power Base Basiseinheit und starten Sie den Extraktionsvorgang durch eine Drehung. Extrahieren Sie für 30 Sekunden. Geben Sie den Rest der festen Zutaten in den Behälter und drücken alles unter der MAX Linie zusammen. Füllen Sie dann den Behälter mit der jeweiligen Flüssigkeit auf. Schrauben Sie die NutriBullet™ Extraktor-Klingen an der Oberseite des Behälters an. Drehen Sie den Behältern nun um, verbinden Sie ihn mit der NutriBullet Power Base Basiseinheit und starten Sie den Extraktionsvorgang durch eine Drehung erneut. Extrahieren Sie all das Gute aus den Zutaten bis alles gleichmäßig flüssig ist (rund 20 Sekunden). ***Öffnen und genießen!***

# Himbeer-Infusion

## Zutaten

80 Gramm Kohlblätter gezupft
120 Gramm Himbeeren
120 Gramm Brombeeren
22 Gramm Chia-Samen
200 ml Wasser

*Proteine 9g, Fett 9g, Kohlenhydrate 15g, Ballaststoffe 24g, 248 Kcal*

## Zubereitung

Geben Sie die Nüsse, Samen oder Kerne in den großen Behälter. Schrauben Sie die NutriBullet Extraktor-Klingen an der Oberseite des Behälters an. Drehen Sie den Behältern nun um, verbinden Sie ihn mit der NutriBullet Power Base Basiseinheit und starten Sie den Extraktionsvorgang durch eine Drehung. Extrahieren Sie für 30 Sekunden. Geben Sie den Rest der festen Zutaten in den Behälter und drücken alles unter der MAX Linie zusammen. Füllen Sie dann den Behälter mit der jeweiligen Flüssigkeit auf. Schrauben Sie die NutriBullet™ Extraktor-Klingen an der Oberseite des Behälters an. Drehen Sie den Behältern nun um, verbinden Sie ihn mit der NutriBullet Power Base Basiseinheit und starten Sie den Extraktionsvorgang durch eine Drehung erneut. Extrahieren Sie all das Gute aus den Zutaten bis alles gleichmäßig flüssig ist (rund 20 Sekunden). *Öffnen und genießen!*

---

# Papaya-Leinsamen Tanz

## Zutaten

40 Gramm Brokkoli Röschen
40 Gramm Kohlblätter gezupft
120 Gramm Papaya
120 Gramm Avocado Stücke
22 Gramm Leinsamensamen
200 ml Wasser

*Proteine 9g, Fett 28g, Kohlenhydrate 16g, Ballaststoffe 18g, 388 Kcal*

## Zubereitung

Geben Sie die Nüsse, Samen oder Kerne in den großen Behälter. Schrauben Sie die NutriBullet Extraktor-Klingen an der Oberseite des Behälters an. Drehen Sie den Behältern nun um, verbinden Sie ihn mit der NutriBullet Power Base Basiseinheit und starten Sie den Extraktionsvorgang durch eine Drehung. Extrahieren Sie für 30 Sekunden. Geben Sie den Rest der festen Zutaten in den Behälter und drücken alles unter der MAX Linie zusammen. Füllen Sie dann den Behälter mit der jeweiligen Flüssigkeit auf. Schrauben Sie die NutriBullet™ Extraktor-Klingen an der Oberseite des Behälters an. Drehen Sie den Behältern nun um, verbinden Sie ihn mit der NutriBullet Power Base Basiseinheit und starten Sie den Extraktionsvorgang durch eine Drehung erneut. Extrahieren Sie all das Gute aus den Zutaten bis alles gleichmäßig flüssig ist (rund 20 Sekunden). *Öffnen und genießen!*

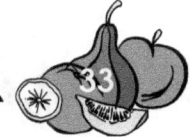

# Spinat umschmeichelt Brombeere

*Zutaten*

80 Gramm Spinat
40 Gramm Goji Beeren
120 Gramm Brombeeren
22 Gramm Leinsamensamen
200 ml Mandelmilch (ungesüßt)

**Proteine 14g, Fett 13g, Kohlenhydrate 30g, Ballaststoffe 17g, 341 Kcal**

*Zubereitung*

Geben Sie die Nüsse, Samen oder Kerne in den großen Behälter. Schrauben Sie die NutriBullet Extraktor-Klingen an der Oberseite des Behälters an. Drehen Sie den Behältern nun um, verbinden Sie ihn mit der NutriBullet Power Base Basiseinheit und starten Sie den Extraktionsvorgang durch eine Drehung. Extrahieren Sie für 30 Sekunden. Geben Sie den Rest der festen Zutaten in den Behälter und drücken alles unter der MAX Linie zusammen. Füllen Sie dann den Behälter mit der jeweiligen Flüssigkeit auf. Schrauben Sie die NutriBullet™ Extraktor-Klingen an der Oberseite des Behälters an. Drehen Sie den Behältern nun um, verbinden Sie ihn mit der NutriBullet Power Base Basiseinheit und starten Sie den Extraktionsvorgang durch eine Drehung erneut. Extrahieren Sie all das Gute aus den Zutaten bis alles gleichmäßig flüssig ist (rund 20 Sekunden). ***Öffnen und genießen!***

# Brokkoli küsst Goji

*Zutaten*

80 Gramm Brokkoli Röschen
40 Gramm Goji Beeren
22 Gramm Kürbiskerne
200 ml Vollmilch

**Proteine 25g, Fett 19g, Kohlenhydrate 60g, Ballaststoffe 7g, 536 Kcal**

*Zubereitung*

Geben Sie die Nüsse, Samen oder Kerne in den großen Behälter. Schrauben Sie die NutriBullet Extraktor-Klingen an der Oberseite des Behälters an. Drehen Sie den Behältern nun um, verbinden Sie ihn mit der NutriBullet Power Base Basiseinheit und starten Sie den Extraktionsvorgang durch eine Drehung. Extrahieren Sie für 30 Sekunden. Geben Sie den Rest der festen Zutaten in den Behälter und drücken alles unter der MAX Linie zusammen. Füllen Sie dann den Behälter mit der jeweiligen Flüssigkeit auf. Schrauben Sie die NutriBullet™ Extraktor-Klingen an der Oberseite des Behälters an. Drehen Sie den Behältern nun um, verbinden Sie ihn mit der NutriBullet Power Base Basiseinheit und starten Sie den Extraktionsvorgang durch eine Drehung erneut. Extrahieren Sie all das Gute aus den Zutaten bis alles gleichmäßig flüssig ist (rund 20 Sekunden). ***Öffnen und genießen!***

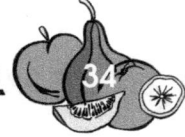

# Die Kohl-Chia Reaktion

## Zutaten

40 Gramm Kohlblätter gezupft
40 Gramm Spinat
240 Gramm Aprikosenhälften
22 Gramm Chia-Samen
200 ml Mandelmilch (ungesüßt)

*Proteine 10g, Fett 11g, Kohlenhydrate 25g, Ballaststoffe 15g, 271 Kcal*

## Zubereitung

Geben Sie die Nüsse, Samen oder Kerne in den großen Behälter. Schrauben Sie die NutriBullet Extraktor-Klingen an der Oberseite des Behälters an. Drehen Sie den Behältern nun um, verbinden Sie ihn mit der NutriBullet Power Base Basiseinheit und starten Sie den Extraktionsvorgang durch eine Drehung. Extrahieren Sie für 30 Sekunden. Geben Sie den Rest der festen Zutaten in den Behälter und drücken alles unter der MAX Linie zusammen. Füllen Sie dann den Behälter mit der jeweiligen Flüssigkeit auf. Schrauben Sie die NutriBullet™ Extraktor-Klingen an der Oberseite des Behälters an. Drehen Sie den Behältern nun um, verbinden Sie ihn mit der NutriBullet Power Base Basiseinheit und starten Sie den Extraktionsvorgang durch eine Drehung erneut. Extrahieren Sie all das Gute aus den Zutaten bis alles gleichmäßig flüssig ist (rund 20 Sekunden). *Öffnen und genießen!*

---

# Mandel Forever

## Zutaten

40 Gramm Mangold
40 Gramm Brokkoli Röschen
120 Gramm Schwarzbeeren
120 Gramm Aprikosenhälften
30 Gramm Mandeln
200 ml Vollmilch

*Proteine 17g, Fett 24g, Kohlenhydrate 39g, Ballaststoffe 10g, 452 Kcal*

## Zubereitung

Geben Sie die Nüsse, Samen oder Kerne in den großen Behälter. Schrauben Sie die NutriBullet Extraktor-Klingen an der Oberseite des Behälters an. Drehen Sie den Behältern nun um, verbinden Sie ihn mit der NutriBullet Power Base Basiseinheit und starten Sie den Extraktionsvorgang durch eine Drehung. Extrahieren Sie für 30 Sekunden. Geben Sie den Rest der festen Zutaten in den Behälter und drücken alles unter der MAX Linie zusammen. Füllen Sie dann den Behälter mit der jeweiligen Flüssigkeit auf. Schrauben Sie die NutriBullet™ Extraktor-Klingen an der Oberseite des Behälters an. Drehen Sie den Behältern nun um, verbinden Sie ihn mit der NutriBullet Power Base Basiseinheit und starten Sie den Extraktionsvorgang durch eine Drehung erneut. Extrahieren Sie all das Gute aus den Zutaten bis alles gleichmäßig flüssig ist (rund 20 Sekunden). *Öffnen und genießen!*

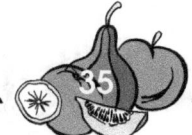

# Mangold liebt Himbeere

*Zutaten*

40 Gramm Mangold
40 Gramm Brokkoli Röschen
120 Gramm Guave
120 Gramm Himbeeren
30 Gramm Mandeln
200 ml Wasser

*Proteine 13g, Fett 18g, Kohlenhydrate 22g, Ballaststoffe 19g, 342 Kcal*

*Zubereitung*

Geben Sie die Nüsse, Samen oder Kerne in den großen Behälter. Schrauben Sie die NutriBullet Extraktor-Klingen an der Oberseite des Behälters an. Drehen Sie den Behältern nun um, verbinden Sie ihn mit der NutriBullet Power Base Basiseinheit und starten Sie den Extraktionsvorgang durch eine Drehung. Extrahieren Sie für 30 Sekunden. Geben Sie den Rest der festen Zutaten in den Behälter und drücken alles unter der MAX Linie zusammen. Füllen Sie dann den Behälter mit der jeweiligen Flüssigkeit auf. Schrauben Sie die NutriBullet™ Extraktor-Klingen an der Oberseite des Behälters an. Drehen Sie den Behältern nun um, verbinden Sie ihn mit der NutriBullet Power Base Basiseinheit und starten Sie den Extraktionsvorgang durch eine Drehung erneut. Extrahieren Sie all das Gute aus den Zutaten bis alles gleichmäßig flüssig ist (rund 20 Sekunden). ***Öffnen und genießen!***

---

# Der Kohl-Spinat Traum

*Zutaten*

40 Gramm Kohlblätter gezupft
40 Gramm Spinat
120 Gramm Papaya
120 Gramm Avocado Stücke
22 Gramm Leinsamensamen
200 ml Vollmilch

*Proteine 16g, Fett 35g, Kohlenhydrate 24g, Ballaststoffe 18g, 512 Kcal*

*Zubereitung*

Geben Sie die Nüsse, Samen oder Kerne in den großen Behälter. Schrauben Sie die NutriBullet Extraktor-Klingen an der Oberseite des Behälters an. Drehen Sie den Behältern nun um, verbinden Sie ihn mit der NutriBullet Power Base Basiseinheit und starten Sie den Extraktionsvorgang durch eine Drehung. Extrahieren Sie für 30 Sekunden. Geben Sie den Rest der festen Zutaten in den Behälter und drücken alles unter der MAX Linie zusammen. Füllen Sie dann den Behälter mit der jeweiligen Flüssigkeit auf. Schrauben Sie die NutriBullet™ Extraktor-Klingen an der Oberseite des Behälters an. Drehen Sie den Behältern nun um, verbinden Sie ihn mit der NutriBullet Power Base Basiseinheit und starten Sie den Extraktionsvorgang durch eine Drehung erneut. Extrahieren Sie all das Gute aus den Zutaten bis alles gleichmäßig flüssig ist (rund 20 Sekunden). ***Öffnen und genießen!***

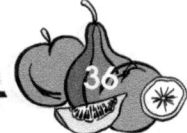

# Kohl Bussi

## Zutaten

40 Gramm Kohlblätter gezupft
40 Gramm Spinat
40 Gramm Goji Beeren
120 Gramm geschnittene Karotten
22 Gramm Kürbiskerne
200 ml Vollmilch

**Proteine 21g, Fett 19g, Kohlenhydrate 44g, Ballaststoffe 8g, 453 Kcal**

## Zubereitung

Geben Sie die Nüsse, Samen oder Kerne in den großen Behälter. Schrauben Sie die NutriBullet Extraktor-Klingen an der Oberseite des Behälters an. Drehen Sie den Behältern nun um, verbinden Sie ihn mit der NutriBullet Power Base Basiseinheit und starten Sie den Extraktionsvorgang durch eine Drehung. Extrahieren Sie für 30 Sekunden. Geben Sie den Rest der festen Zutaten in den Behälter und drücken alles unter der MAX Linie zusammen. Füllen Sie dann den Behälter mit der jeweiligen Flüssigkeit auf. Schrauben Sie die NutriBullet™ Extraktor-Klingen an der Oberseite des Behälters an. Drehen Sie den Behältern nun um, verbinden Sie ihn mit der NutriBullet Power Base Basiseinheit und starten Sie den Extraktionsvorgang durch eine Drehung erneut. Extrahieren Sie all das Gute aus den Zutaten bis alles gleichmäßig flüssig ist (rund 20 Sekunden). *Öffnen und genießen!*

# Mangold-Avocado Komposition

## Zutaten

40 Gramm Mangold
40 Gramm Brokkoli Röschen
120 Gramm Avocado Stücke
30 Gramm Mandeln
200 ml Wasser

**Proteine 13g, Fett 34g, Kohlenhydrate 9g, Ballaststoffe 15g, 414 Kcal**

## Zubereitung

Geben Sie die Nüsse, Samen oder Kerne in den großen Behälter. Schrauben Sie die NutriBullet Extraktor-Klingen an der Oberseite des Behälters an. Drehen Sie den Behältern nun um, verbinden Sie ihn mit der NutriBullet Power Base Basiseinheit und starten Sie den Extraktionsvorgang durch eine Drehung. Extrahieren Sie für 30 Sekunden. Geben Sie den Rest der festen Zutaten in den Behälter und drücken alles unter der MAX Linie zusammen. Füllen Sie dann den Behälter mit der jeweiligen Flüssigkeit auf. Schrauben Sie die NutriBullet™ Extraktor-Klingen an der Oberseite des Behälters an. Drehen Sie den Behältern nun um, verbinden Sie ihn mit der NutriBullet Power Base Basiseinheit und starten Sie den Extraktionsvorgang durch eine Drehung erneut. Extrahieren Sie all das Gute aus den Zutaten bis alles gleichmäßig flüssig ist (rund 20 Sekunden). *Öffnen und genießen!*

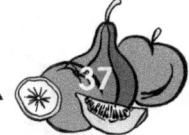

# Spinat-Schwarzbeer-Fantasie

## Zutaten

40 Gramm Mangold
40 Gramm Spinat
120 Gramm Schwarzbeeren
120 Gramm gewürfelte Rote Beete
22 Gramm Leinsamensamen
200 ml Mandelmilch (ungesüßt)

*Proteine 9g, Fett 12g, Kohlenhydrate 25g, Ballaststoffe 15g, 280 Kcal*

## Zubereitung

Geben Sie die Nüsse, Samen oder Kerne in den großen Behälter. Schrauben Sie die NutriBullet Extraktor-Klingen an der Oberseite des Behälters an. Drehen Sie den Behältern nun um, verbinden Sie ihn mit der NutriBullet Power Base Basiseinheit und starten Sie den Extraktionsvorgang durch eine Drehung. Extrahieren Sie für 30 Sekunden. Geben Sie den Rest der festen Zutaten in den Behälter und drücken alles unter der MAX Linie zusammen. Füllen Sie dann den Behälter mit der jeweiligen Flüssigkeit auf. Schrauben Sie die NutriBullet™ Extraktor-Klingen an der Oberseite des Behälters an. Drehen Sie den Behältern nun um, verbinden Sie ihn mit der NutriBullet Power Base Basiseinheit und starten Sie den Extraktionsvorgang durch eine Drehung erneut. Extrahieren Sie all das Gute aus den Zutaten bis alles gleichmäßig flüssig ist (rund 20 Sekunden). ***Öffnen und genießen!***

# Kohl-Brokkoli Genuss

## Zutaten

40 Gramm Kohlblätter gezupft
40 Gramm Brokkoli Röschen
120 Gramm Guave
120 Gramm geschnittene Tomaten
22 Gramm Chia-Samen
200 ml Vollmilch

*Proteine 17g, Fett 16g, Kohlenhydrate 27g, Ballaststoffe 17g, 365 Kcal*

## Zubereitung

Geben Sie die Nüsse, Samen oder Kerne in den großen Behälter. Schrauben Sie die NutriBullet Extraktor-Klingen an der Oberseite des Behälters an. Drehen Sie den Behältern nun um, verbinden Sie ihn mit der NutriBullet Power Base Basiseinheit und starten Sie den Extraktionsvorgang durch eine Drehung. Extrahieren Sie für 30 Sekunden. Geben Sie den Rest der festen Zutaten in den Behälter und drücken alles unter der MAX Linie zusammen. Füllen Sie dann den Behälter mit der jeweiligen Flüssigkeit auf. Schrauben Sie die NutriBullet™ Extraktor-Klingen an der Oberseite des Behälters an. Drehen Sie den Behältern nun um, verbinden Sie ihn mit der NutriBullet Power Base Basiseinheit und starten Sie den Extraktionsvorgang durch eine Drehung erneut. Extrahieren Sie all das Gute aus den Zutaten bis alles gleichmäßig flüssig ist (rund 20 Sekunden). ***Öffnen und genießen!***

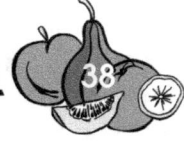

# Brokkoli-Papaya Exotik

*Zutaten*

40 Gramm Brokkoli Röschen
40 Gramm Mangold
120 Gramm Papaya
30 Gramm Mandeln
200 ml Mandelmilch (ungesüßt)

*Proteine 12g, Fett 19g, Kohlenhydrate 18g, Ballaststoffe 10g, 299 Kcal*

*Zubereitung*

Geben Sie die Nüsse, Samen oder Kerne in den großen Behälter. Schrauben Sie die NutriBullet Extraktor-Klingen an der Oberseite des Behälters an. Drehen Sie den Behältern nun um, verbinden Sie ihn mit der NutriBullet Power Base Basiseinheit und starten Sie den Extraktionsvorgang durch eine Drehung. Extrahieren Sie für 30 Sekunden. Geben Sie den Rest der festen Zutaten in den Behälter und drücken alles unter der MAX Linie zusammen. Füllen Sie dann den Behälter mit der jeweiligen Flüssigkeit auf. Schrauben Sie die NutriBullet™ Extraktor-Klingen an der Oberseite des Behälters an. Drehen Sie den Behältern nun um, verbinden Sie ihn mit der NutriBullet Power Base Basiseinheit und starten Sie den Extraktionsvorgang durch eine Drehung erneut. Extrahieren Sie all das Gute aus den Zutaten bis alles gleichmäßig flüssig ist (rund 20 Sekunden). ***Öffnen und genießen!***

# Brokkoli trifft Kürbiskerne

*Zutaten*

80 Gramm Brokkoli Röschen
120 Gramm Himbeeren
120 Gramm geschnittene Tomaten
22 Gramm Kürbiskerne
200 ml Wasser

*Proteine 10g, Fett 11g, Kohlenhydrate 15g, Ballaststoffe 12g, 235 Kcal*

*Zubereitung*

Geben Sie die Nüsse, Samen oder Kerne in den großen Behälter. Schrauben Sie die NutriBullet Extraktor-Klingen an der Oberseite des Behälters an. Drehen Sie den Behältern nun um, verbinden Sie ihn mit der NutriBullet Power Base Basiseinheit und starten Sie den Extraktionsvorgang durch eine Drehung. Extrahieren Sie für 30 Sekunden. Geben Sie den Rest der festen Zutaten in den Behälter und drücken alles unter der MAX Linie zusammen. Füllen Sie dann den Behälter mit der jeweiligen Flüssigkeit auf. Schrauben Sie die NutriBullet™ Extraktor-Klingen an der Oberseite des Behälters an. Drehen Sie den Behältern nun um, verbinden Sie ihn mit der NutriBullet Power Base Basiseinheit und starten Sie den Extraktionsvorgang durch eine Drehung erneut. Extrahieren Sie all das Gute aus den Zutaten bis alles gleichmäßig flüssig ist (rund 20 Sekunden). ***Öffnen und genießen!***

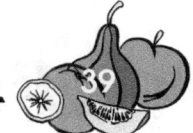

# Chia Royale

### Zutaten

40 Gramm Spinat
40 Gramm Kohlblätter gezupft
120 Gramm Brombeeren
120 Gramm geschnittene Karotten
22 Gramm Chia-Samen
200 ml Wasser

**Proteine 9g, Fett 8g, Kohlenhydrate 16g, Ballaststoffe 19g, 230 Kcal**

### Zubereitung

Geben Sie die Nüsse, Samen oder Kerne in den großen Behälter. Schrauben Sie die NutriBullet Extraktor-Klingen an der Oberseite des Behälters an. Drehen Sie den Behältern nun um, verbinden Sie ihn mit der NutriBullet Power Base Basiseinheit und starten Sie den Extraktionsvorgang durch eine Drehung. Extrahieren Sie für 30 Sekunden. Geben Sie den Rest der festen Zutaten in den Behälter und drücken alles unter der MAX Linie zusammen. Füllen Sie dann den Behälter mit der jeweiligen Flüssigkeit auf. Schrauben Sie die NutriBullet™ Extraktor-Klingen an der Oberseite des Behälters an. Drehen Sie den Behältern nun um, verbinden Sie ihn mit der NutriBullet Power Base Basiseinheit und starten Sie den Extraktionsvorgang durch eine Drehung erneut. Extrahieren Sie all das Gute aus den Zutaten bis alles gleichmäßig flüssig ist (rund 20 Sekunden). **Öffnen und genießen!**

# Brokkoli Seligkeit

### Zutaten

40 Gramm Kohlblätter gezupft
40 Gramm Brokkoli Röschen
120 Gramm Aprikosenhälften
120 Gramm gewürfelte Rote Beete
22 Gramm Leinsamensamen
200 ml Mandelmilch (ungesüßt)

**Proteine 11g, Fett 13g, Kohlenhydrate 22g, Ballaststoffe 15g, 280 Kcal**

### Zubereitung

Geben Sie die Nüsse, Samen oder Kerne in den großen Behälter. Schrauben Sie die NutriBullet Extraktor-Klingen an der Oberseite des Behälters an. Drehen Sie den Behältern nun um, verbinden Sie ihn mit der NutriBullet Power Base Basiseinheit und starten Sie den Extraktionsvorgang durch eine Drehung. Extrahieren Sie für 30 Sekunden. Geben Sie den Rest der festen Zutaten in den Behälter und drücken alles unter der MAX Linie zusammen. Füllen Sie dann den Behälter mit der jeweiligen Flüssigkeit auf. Schrauben Sie die NutriBullet™ Extraktor-Klingen an der Oberseite des Behälters an. Drehen Sie den Behältern nun um, verbinden Sie ihn mit der NutriBullet Power Base Basiseinheit und starten Sie den Extraktionsvorgang durch eine Drehung erneut. Extrahieren Sie all das Gute aus den Zutaten bis alles gleichmäßig flüssig ist (rund 20 Sekunden). **Öffnen und genießen!**

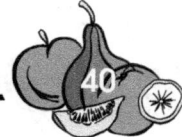

# Mangold-Avocado Tornado

*Zutaten*

80 Gramm Mangold
120 Gramm Avocado Stücke
22 Gramm Leinsamensamen
200 ml Vollmilch

*Proteine 17g, Fett 34g, Kohlenhydrate 16g, Ballaststoffe 18g, 476 Kcal*

*Zubereitung*

Geben Sie die Nüsse, Samen oder Kerne in den großen Behälter. Schrauben Sie die NutriBullet Extraktor-Klingen an der Oberseite des Behälters an. Drehen Sie den Behältern nun um, verbinden Sie ihn mit der NutriBullet Power Base Basiseinheit und starten Sie den Extraktionsvorgang durch eine Drehung. Extrahieren Sie für 30 Sekunden. Geben Sie den Rest der festen Zutaten in den Behälter und drücken alles unter der MAX Linie zusammen. Füllen Sie dann den Behälter mit der jeweiligen Flüssigkeit auf. Schrauben Sie die NutriBullet™ Extraktor-Klingen an der Oberseite des Behälters an. Drehen Sie den Behältern nun um, verbinden Sie ihn mit der NutriBullet Power Base Basiseinheit und starten Sie den Extraktionsvorgang durch eine Drehung erneut. Extrahieren Sie all das Gute aus den Zutaten bis alles gleichmäßig flüssig ist (rund 20 Sekunden). ***Öffnen und genießen!***

# Spinat-Mandel Fandango

*Zutaten*

40 Gramm Mangold
40 Gramm Spinat
120 Gramm Brombeeren
120 Gramm gewürfelte Rote Beete
30 Gramm Mandeln
200 ml Wasser

*Proteine 12g, Fett 17g, Kohlenhydrate 17g, Ballaststoffe 14g, 296 Kcal*

*Zubereitung*

Geben Sie die Nüsse, Samen oder Kerne in den großen Behälter. Schrauben Sie die NutriBullet Extraktor-Klingen an der Oberseite des Behälters an. Drehen Sie den Behältern nun um, verbinden Sie ihn mit der NutriBullet Power Base Basiseinheit und starten Sie den Extraktionsvorgang durch eine Drehung. Extrahieren Sie für 30 Sekunden. Geben Sie den Rest der festen Zutaten in den Behälter und drücken alles unter der MAX Linie zusammen. Füllen Sie dann den Behälter mit der jeweiligen Flüssigkeit auf. Schrauben Sie die NutriBullet™ Extraktor-Klingen an der Oberseite des Behälters an. Drehen Sie den Behältern nun um, verbinden Sie ihn mit der NutriBullet Power Base Basiseinheit und starten Sie den Extraktionsvorgang durch eine Drehung erneut. Extrahieren Sie all das Gute aus den Zutaten bis alles gleichmäßig flüssig ist (rund 20 Sekunden). ***Öffnen und genießen!***

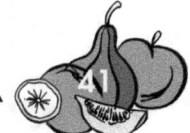

**Herzvorsorge Blasts**
*Reich an Omega 3 und Antioxidantien*

# Guave liebt Leinsamen

*Zutaten*

80 Gramm Brokkoli Röschen
120 Gramm Guave
120 Gramm Nektarinenstücke
22 Gramm Leinsamensamen
200 ml Halbfettmilch

*Proteine 18g, Fett 15g, Kohlenhydrate 34g, Ballaststoffe 17g, 379 Kcal*

*Zubereitung*

Geben Sie die Nüsse, Samen oder Kerne in den großen Behälter. Schrauben Sie die NutriBullet Extraktor-Klingen an der Oberseite des Behälters an. Drehen Sie den Behältern nun um, verbinden Sie ihn mit der NutriBullet Power Base Basiseinheit und starten Sie den Extraktionsvorgang durch eine Drehung. Extrahieren Sie für 30 Sekunden. Geben Sie den Rest der festen Zutaten in den Behälter und drücken alles unter der MAX Linie zusammen. Füllen Sie dann den Behälter mit der jeweiligen Flüssigkeit auf. Schrauben Sie die NutriBullet™ Extraktor-Klingen an der Oberseite des Behälters an. Drehen Sie den Behältern nun um, verbinden Sie ihn mit der NutriBullet Power Base Basiseinheit und starten Sie den Extraktionsvorgang durch eine Drehung erneut. Extrahieren Sie all das Gute aus den Zutaten bis alles gleichmäßig flüssig ist (rund 20 Sekunden). ***Öffnen und genießen!***

---

# Brokkoli-Granatapfel Kreation

*Zutaten*

40 Gramm Kohlblätter gezupft
40 Gramm Brokkoli Röschen
120 Gramm Mandarinenscheiben
120 Gramm Granatapfelsamen
22 Gramm Sesamkerne geschält
200 ml Mandelmilch (ungesüßt)

*Proteine 10g, Fett 18g, Kohlenhydrate 34g, Ballaststoffe 11g, 348 Kcal*

*Zubereitung*

Geben Sie die Nüsse, Samen oder Kerne in den großen Behälter. Schrauben Sie die NutriBullet Extraktor-Klingen an der Oberseite des Behälters an. Drehen Sie den Behältern nun um, verbinden Sie ihn mit der NutriBullet Power Base Basiseinheit und starten Sie den Extraktionsvorgang durch eine Drehung. Extrahieren Sie für 30 Sekunden. Geben Sie den Rest der festen Zutaten in den Behälter und drücken alles unter der MAX Linie zusammen. Füllen Sie dann den Behälter mit der jeweiligen Flüssigkeit auf. Schrauben Sie die NutriBullet™ Extraktor-Klingen an der Oberseite des Behälters an. Drehen Sie den Behältern nun um, verbinden Sie ihn mit der NutriBullet Power Base Basiseinheit und starten Sie den Extraktionsvorgang durch eine Drehung erneut. Extrahieren Sie all das Gute aus den Zutaten bis alles gleichmäßig flüssig ist (rund 20 Sekunden). ***Öffnen und genießen!***

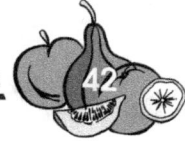

# Rucola-Orange Debüt

*Zutaten*

40 Gramm Salatblätter
40 Gramm Rucola/Arugura Salat
120 Gramm Orangenstücke
120 Gramm Himbeeren
30 Gramm Pecan-Nüsse
200 ml Mandelmilch (ungesüßt)

*Proteine 7g, Fett 25g, Kohlenhydrate 20g, Ballaststoffe 16g, 364 Kcal*

*Zubereitung*

Geben Sie die Nüsse, Samen oder Kerne in den großen Behälter. Schrauben Sie die NutriBullet Extraktor-Klingen an der Oberseite des Behälters an. Drehen Sie den Behältern nun um, verbinden Sie ihn mit der NutriBullet Power Base Basiseinheit und starten Sie den Extraktionsvorgang durch eine Drehung. Extrahieren Sie für 30 Sekunden. Geben Sie den Rest der festen Zutaten in den Behälter und drücken alles unter der MAX Linie zusammen. Füllen Sie dann den Behälter mit der jeweiligen Flüssigkeit auf. Schrauben Sie die NutriBullet™ Extraktor-Klingen an der Oberseite des Behälters an. Drehen Sie den Behältern nun um, verbinden Sie ihn mit der NutriBullet Power Base Basiseinheit und starten Sie den Extraktionsvorgang durch eine Drehung erneut. Extrahieren Sie all das Gute aus den Zutaten bis alles gleichmäßig flüssig ist (rund 20 Sekunden). *Öffnen und genießen!*

---

# Der Salat-Chia Garten

*Zutaten*

80 Gramm Salatblätter
120 Gramm Schwarzbeeren
120 Gramm Erdbeeren
22 Gramm Chia-Samen
200 ml Halbfettmilch

*Proteine 14g, Fett 11g, Kohlenhydrate 34g, Ballaststoffe 15g, 327 Kcal*

*Zubereitung*

Geben Sie die Nüsse, Samen oder Kerne in den großen Behälter. Schrauben Sie die NutriBullet Extraktor-Klingen an der Oberseite des Behälters an. Drehen Sie den Behältern nun um, verbinden Sie ihn mit der NutriBullet Power Base Basiseinheit und starten Sie den Extraktionsvorgang durch eine Drehung. Extrahieren Sie für 30 Sekunden. Geben Sie den Rest der festen Zutaten in den Behälter und drücken alles unter der MAX Linie zusammen. Füllen Sie dann den Behälter mit der jeweiligen Flüssigkeit auf. Schrauben Sie die NutriBullet™ Extraktor-Klingen an der Oberseite des Behälters an. Drehen Sie den Behältern nun um, verbinden Sie ihn mit der NutriBullet Power Base Basiseinheit und starten Sie den Extraktionsvorgang durch eine Drehung erneut. Extrahieren Sie all das Gute aus den Zutaten bis alles gleichmäßig flüssig ist (rund 20 Sekunden). *Öffnen und genießen!*

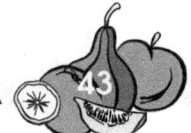

# Brombeer-Überraschung

*Zutaten*

40 Gramm Spinat
40 Gramm Rucola/Arugura Salat
120 Gramm Brombeeren
120 Gramm Clementinenacheiben
30 Gramm Walnüsse
200 ml Halbfettmilch

*Proteine 16g, Fett 24g, Kohlenhydrate 30g, Ballaststoffe 12g, 419 Kcal*

*Zubereitung*

Geben Sie die Nüsse, Samen oder Kerne in den großen Behälter. Schrauben Sie die NutriBullet Extraktor-Klingen an der Oberseite des Behälters an. Drehen Sie den Behältern nun um, verbinden Sie ihn mit der NutriBullet Power Base Basiseinheit und starten Sie den Extraktionsvorgang durch eine Drehung. Extrahieren Sie für 30 Sekunden. Geben Sie den Rest der festen Zutaten in den Behälter und drücken alles unter der MAX Linie zusammen. Füllen Sie dann den Behälter mit der jeweiligen Flüssigkeit auf. Schrauben Sie die NutriBullet™ Extraktor-Klingen an der Oberseite des Behälters an. Drehen Sie den Behältern nun um, verbinden Sie ihn mit der NutriBullet Power Base Basiseinheit und starten Sie den Extraktionsvorgang durch eine Drehung erneut. Extrahieren Sie all das Gute aus den Zutaten bis alles gleichmäßig flüssig ist (rund 20 Sekunden). ***Öffnen und genießen!***

---

# Salat-Pecan Explosion

*Zutaten*

40 Gramm Spinat
40 Gramm Salatblätter
240 Gramm Himbeeren
30 Gramm Pecan-Nüsse
200 ml Mandelmilch (ungesüßt)

*Proteine 8g, Fett 26g, Kohlenhydrate 16g, Ballaststoffe 21g, 374 Kcal*

*Zubereitung*

Geben Sie die Nüsse, Samen oder Kerne in den großen Behälter. Schrauben Sie die NutriBullet Extraktor-Klingen an der Oberseite des Behälters an. Drehen Sie den Behältern nun um, verbinden Sie ihn mit der NutriBullet Power Base Basiseinheit und starten Sie den Extraktionsvorgang durch eine Drehung. Extrahieren Sie für 30 Sekunden. Geben Sie den Rest der festen Zutaten in den Behälter und drücken alles unter der MAX Linie zusammen. Füllen Sie dann den Behälter mit der jeweiligen Flüssigkeit auf. Schrauben Sie die NutriBullet™ Extraktor-Klingen an der Oberseite des Behälters an. Drehen Sie den Behältern nun um, verbinden Sie ihn mit der NutriBullet Power Base Basiseinheit und starten Sie den Extraktionsvorgang durch eine Drehung erneut. Extrahieren Sie all das Gute aus den Zutaten bis alles gleichmäßig flüssig ist (rund 20 Sekunden). ***Öffnen und genießen!***

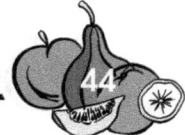

# Sesam Himmel

## Zutaten

40 Gramm Kohlblätter gezupft
40 Gramm Brokkoli Röschen
120 Gramm Guave
120 Gramm Himbeeren
22 Gramm Sesamkerne geschält
200 ml Halbfettmilch

**Proteine 18g, Fett 19g, Kohlenhydrate 29g, Ballaststoffe 18g, 403 Kcal**

## Zubereitung

Geben Sie die Nüsse, Samen oder Kerne in den großen Behälter. Schrauben Sie die NutriBullet Extraktor-Klingen an der Oberseite des Behälters an. Drehen Sie den Behältern nun um, verbinden Sie ihn mit der NutriBullet Power Base Basiseinheit und starten Sie den Extraktionsvorgang durch eine Drehung. Extrahieren Sie für 30 Sekunden. Geben Sie den Rest der festen Zutaten in den Behälter und drücken alles unter der MAX Linie zusammen. Füllen Sie dann den Behälter mit der jeweiligen Flüssigkeit auf. Schrauben Sie die NutriBullet™ Extraktor-Klingen an der Oberseite des Behälters an. Drehen Sie den Behältern nun um, verbinden Sie ihn mit der NutriBullet Power Base Basiseinheit und starten Sie den Extraktionsvorgang durch eine Drehung erneut. Extrahieren Sie all das Gute aus den Zutaten bis alles gleichmäßig flüssig ist (rund 20 Sekunden). **Öffnen und genießen!**

---

# Schwarzbeere trifft Chia

## Zutaten

40 Gramm Rucola/Arugura Salat
40 Gramm Spinat
120 Gramm Schwarzbeeren
120 Gramm Orangenstücke
22 Gramm Chia-Samen
200 ml Mandelmilch (ungesüßt)

**Proteine 8g, Fett 10g, Kohlenhydrate 29g, Ballaststoffe 16g, 272 Kcal**

## Zubereitung

Geben Sie die Nüsse, Samen oder Kerne in den großen Behälter. Schrauben Sie die NutriBullet Extraktor-Klingen an der Oberseite des Behälters an. Drehen Sie den Behältern nun um, verbinden Sie ihn mit der NutriBullet Power Base Basiseinheit und starten Sie den Extraktionsvorgang durch eine Drehung. Extrahieren Sie für 30 Sekunden. Geben Sie den Rest der festen Zutaten in den Behälter und drücken alles unter der MAX Linie zusammen. Füllen Sie dann den Behälter mit der jeweiligen Flüssigkeit auf. Schrauben Sie die NutriBullet™ Extraktor-Klingen an der Oberseite des Behälters an. Drehen Sie den Behältern nun um, verbinden Sie ihn mit der NutriBullet Power Base Basiseinheit und starten Sie den Extraktionsvorgang durch eine Drehung erneut. Extrahieren Sie all das Gute aus den Zutaten bis alles gleichmäßig flüssig ist (rund 20 Sekunden). **Öffnen und genießen!**

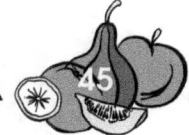

# Brokkoli-Erdbeer Treffen

## Zutaten

80 Gramm Brokkoli Röschen
120 Gramm Brombeeren
120 Gramm Erdbeeren
30 Gramm Walnüsse
200 ml Halbfettmilch

**Proteine 16g, Fett 24g, Kohlenhydrate 27g, Ballaststoffe 13g, 413 Kcal**

## Zubereitung

Geben Sie die Nüsse, Samen oder Kerne in den großen Behälter. Schrauben Sie die NutriBullet Extraktor-Klingen an der Oberseite des Behälters an. Drehen Sie den Behältern nun um, verbinden Sie ihn mit der NutriBullet Power Base Basiseinheit und starten Sie den Extraktionsvorgang durch eine Drehung. Extrahieren Sie für 30 Sekunden. Geben Sie den Rest der festen Zutaten in den Behälter und drücken alles unter der MAX Linie zusammen. Füllen Sie dann den Behälter mit der jeweiligen Flüssigkeit auf. Schrauben Sie die NutriBullet™ Extraktor-Klingen an der Oberseite des Behälters an. Drehen Sie den Behältern nun um, verbinden Sie ihn mit der NutriBullet Power Base Basiseinheit und starten Sie den Extraktionsvorgang durch eine Drehung erneut. Extrahieren Sie all das Gute aus den Zutaten bis alles gleichmäßig flüssig ist (rund 20 Sekunden). **Öffnen und genießen!**

# Kohl-Granatapfel Belebung

## Zutaten

40 Gramm Kohlblätter gezupft
40 Gramm Salatblätter
120 Gramm Mandarinenscheiben
120 Gramm Granatapfelsamen
22 Gramm Leinsamensamen
200 ml Mandelmilch (ungesüßt)

**Proteine 10g, Fett 14g, Kohlenhydrate 33g, Ballaststoffe 16g, 327 Kcal**

## Zubereitung

Geben Sie die Nüsse, Samen oder Kerne in den großen Behälter. Schrauben Sie die NutriBullet Extraktor-Klingen an der Oberseite des Behälters an. Drehen Sie den Behältern nun um, verbinden Sie ihn mit der NutriBullet Power Base Basiseinheit und starten Sie den Extraktionsvorgang durch eine Drehung. Extrahieren Sie für 30 Sekunden. Geben Sie den Rest der festen Zutaten in den Behälter und drücken alles unter der MAX Linie zusammen. Füllen Sie dann den Behälter mit der jeweiligen Flüssigkeit auf. Schrauben Sie die NutriBullet™ Extraktor-Klingen an der Oberseite des Behälters an. Drehen Sie den Behältern nun um, verbinden Sie ihn mit der NutriBullet Power Base Basiseinheit und starten Sie den Extraktionsvorgang durch eine Drehung erneut. Extrahieren Sie all das Gute aus den Zutaten bis alles gleichmäßig flüssig ist (rund 20 Sekunden). **Öffnen und genießen!**

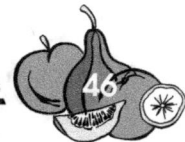

# Orange-Walnuss Gesang

## Zutaten

80 Gramm Spinat
120 Gramm Orangenstücke
120 Gramm geschnittene Karotten
30 Gramm Walnüsse
200 ml Mandelmilch (ungesüßt)

*Proteine 10g, Fett 23g, Kohlenhydrate 23g, Ballaststoffe 11g, 346 Kcal*

## Zubereitung

Geben Sie die Nüsse, Samen oder Kerne in den großen Behälter. Schrauben Sie die NutriBullet Extraktor-Klingen an der Oberseite des Behälters an. Drehen Sie den Behältern nun um, verbinden Sie ihn mit der NutriBullet Power Base Basiseinheit und starten Sie den Extraktionsvorgang durch eine Drehung. Extrahieren Sie für 30 Sekunden. Geben Sie den Rest der festen Zutaten in den Behälter und drücken alles unter der MAX Linie zusammen. Füllen Sie dann den Behälter mit der jeweiligen Flüssigkeit auf. Schrauben Sie die NutriBullet™ Extraktor-Klingen an der Oberseite des Behälters an. Drehen Sie den Behältern nun um, verbinden Sie ihn mit der NutriBullet Power Base Basiseinheit und starten Sie den Extraktionsvorgang durch eine Drehung erneut. Extrahieren Sie all das Gute aus den Zutaten bis alles gleichmäßig flüssig ist (rund 20 Sekunden). **Öffnen und genießen!**

# Clementine Sonnenschein

## Zutaten

80 Gramm Kohlblätter gezupft
120 Gramm Clementinenacheiben
120 Gramm geschnittene Tomaten
22 Gramm Chia-Samen
200 ml Halbfettmilch

*Proteine 16g, Fett 12g, Kohlenhydrate 28g, Ballaststoffe 13g, 312 Kcal*

## Zubereitung

Geben Sie die Nüsse, Samen oder Kerne in den großen Behälter. Schrauben Sie die NutriBullet Extraktor-Klingen an der Oberseite des Behälters an. Drehen Sie den Behältern nun um, verbinden Sie ihn mit der NutriBullet Power Base Basiseinheit und starten Sie den Extraktionsvorgang durch eine Drehung. Extrahieren Sie für 30 Sekunden. Geben Sie den Rest der festen Zutaten in den Behälter und drücken alles unter der MAX Linie zusammen. Füllen Sie dann den Behälter mit der jeweiligen Flüssigkeit auf. Schrauben Sie die NutriBullet™ Extraktor-Klingen an der Oberseite des Behälters an. Drehen Sie den Behältern nun um, verbinden Sie ihn mit der NutriBullet Power Base Basiseinheit und starten Sie den Extraktionsvorgang durch eine Drehung erneut. Extrahieren Sie all das Gute aus den Zutaten bis alles gleichmäßig flüssig ist (rund 20 Sekunden). **Öffnen und genießen!**

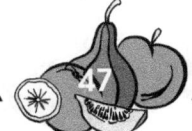

# Guave-Leinsamen Sonnenuntergang

### Zutaten

40 Gramm Spinat
40 Gramm Rucola/Arugura Salat
120 Gramm Guave
120 Gramm geschnittene Blumenkohlrosen
22 Gramm Leinsamensamen
200 ml Halbfettmilch

**Proteine 18g, Fett 15g, Kohlenhydrate 25g, Ballaststoffe 16g, 344 Kcal**

### Zubereitung

Geben Sie die Nüsse, Samen oder Kerne in den großen Behälter. Schrauben Sie die NutriBullet Extraktor-Klingen an der Oberseite des Behälters an. Drehen Sie den Behältern nun um, verbinden Sie ihn mit der NutriBullet Power Base Basiseinheit und starten Sie den Extraktionsvorgang durch eine Drehung. Extrahieren Sie für 30 Sekunden. Geben Sie den Rest der festen Zutaten in den Behälter und drücken alles unter der MAX Linie zusammen. Füllen Sie dann den Behälter mit der jeweiligen Flüssigkeit auf. Schrauben Sie die NutriBullet™ Extraktor-Klingen an der Oberseite des Behälters an. Drehen Sie den Behältern nun um, verbinden Sie ihn mit der NutriBullet Power Base Basiseinheit und starten Sie den Extraktionsvorgang durch eine Drehung erneut. Extrahieren Sie all das Gute aus den Zutaten bis alles gleichmäßig flüssig ist (rund 20 Sekunden). ***Öffnen und genießen!***

---

# Nektarine umarmt Roten Paprika

### Zutaten

40 Gramm Salatblätter
40 Gramm Brokkoli Röschen
120 Gramm Nektarinenstücke
120 Gramm geschnittene Rote Paprika
30 Gramm Pecan-Nüsse
200 ml Mandelmilch (ungesüßt)

**Proteine 8g, Fett 25g, Kohlenhydrate 19g, Ballaststoffe 10g, 343 Kcal**

### Zubereitung

Geben Sie die Nüsse, Samen oder Kerne in den großen Behälter. Schrauben Sie die NutriBullet Extraktor-Klingen an der Oberseite des Behälters an. Drehen Sie den Behältern nun um, verbinden Sie ihn mit der NutriBullet Power Base Basiseinheit und starten Sie den Extraktionsvorgang durch eine Drehung. Extrahieren Sie für 30 Sekunden. Geben Sie den Rest der festen Zutaten in den Behälter und drücken alles unter der MAX Linie zusammen. Füllen Sie dann den Behälter mit der jeweiligen Flüssigkeit auf. Schrauben Sie die NutriBullet™ Extraktor-Klingen an der Oberseite des Behälters an. Drehen Sie den Behältern nun um, verbinden Sie ihn mit der NutriBullet Power Base Basiseinheit und starten Sie den Extraktionsvorgang durch eine Drehung erneut. Extrahieren Sie all das Gute aus den Zutaten bis alles gleichmäßig flüssig ist (rund 20 Sekunden). ***Öffnen und genießen!***

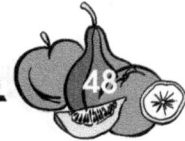

# Salat-Himbeer-Extravaganz

## Zutaten

40 Gramm Kohlblätter gezupft
40 Gramm Salatblätter
120 Gramm Himbeeren

22 Gramm Sesamkerne geschält
200 ml Mandelmilch (ungesüßt)

*Proteine 11g, Fett 17g, Kohlenhydrate 10g, Ballaststoffe 15g, 264 Kcal*

## Zubereitung

Geben Sie die Nüsse, Samen oder Kerne in den großen Behälter. Schrauben Sie die NutriBullet Extraktor-Klingen an der Oberseite des Behälters an. Drehen Sie den Behältern nun um, verbinden Sie ihn mit der NutriBullet Power Base Basiseinheit und starten Sie den Extraktionsvorgang durch eine Drehung. Extrahieren Sie für 30 Sekunden. Geben Sie den Rest der festen Zutaten in den Behälter und drücken alles unter der MAX Linie zusammen. Füllen Sie dann den Behälter mit der jeweiligen Flüssigkeit auf. Schrauben Sie die NutriBullet™ Extraktor-Klingen an der Oberseite des Behälters an. Drehen Sie den Behältern nun um, verbinden Sie ihn mit der NutriBullet Power Base Basiseinheit und starten Sie den Extraktionsvorgang durch eine Drehung erneut. Extrahieren Sie all das Gute aus den Zutaten bis alles gleichmäßig flüssig ist (rund 20 Sekunden). *Öffnen und genießen!*

---

# Kohl-Brombeer-Wirbel

## Zutaten

40 Gramm Kohlblätter gezupft
40 Gramm Spinat
120 Gramm Brombeeren
22 Gramm Chia-Samen
200 ml Halbfettmilch

*Proteine 18g, Fett 12g, Kohlenhydrate 20g, Ballaststoffe 18g, 305 Kcal*

## Zubereitung

Geben Sie die Nüsse, Samen oder Kerne in den großen Behälter. Schrauben Sie die NutriBullet Extraktor-Klingen an der Oberseite des Behälters an. Drehen Sie den Behältern nun um, verbinden Sie ihn mit der NutriBullet Power Base Basiseinheit und starten Sie den Extraktionsvorgang durch eine Drehung. Extrahieren Sie für 30 Sekunden. Geben Sie den Rest der festen Zutaten in den Behälter und drücken alles unter der MAX Linie zusammen. Füllen Sie dann den Behälter mit der jeweiligen Flüssigkeit auf. Schrauben Sie die NutriBullet™ Extraktor-Klingen an der Oberseite des Behälters an. Drehen Sie den Behältern nun um, verbinden Sie ihn mit der NutriBullet Power Base Basiseinheit und starten Sie den Extraktionsvorgang durch eine Drehung erneut. Extrahieren Sie all das Gute aus den Zutaten bis alles gleichmäßig flüssig ist (rund 20 Sekunden). *Öffnen und genießen!*

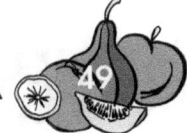

# Leinsamen Tornado

*Zutaten*

40 Gramm Rucola/Arugura Salat
40 Gramm Brokkoli Röschen
120 Gramm Mandarinenscheiben
120 Gramm geschnittene Rote Paprika
22 Gramm Leinsamensamen
200 ml Halbfettmilch

*Proteine 15g, Fett 14g, Kohlenhydrate 31g, Ballaststoffe 12g, 337 Kcal*

*Zubereitung*

Geben Sie die Nüsse, Samen oder Kerne in den großen Behälter. Schrauben Sie die NutriBullet Extraktor-Klingen an der Oberseite des Behälters an. Drehen Sie den Behältern nun um, verbinden Sie ihn mit der NutriBullet Power Base Basiseinheit und starten Sie den Extraktionsvorgang durch eine Drehung. Extrahieren Sie für 30 Sekunden. Geben Sie den Rest der festen Zutaten in den Behälter und drücken alles unter der MAX Linie zusammen. Füllen Sie dann den Behälter mit der jeweiligen Flüssigkeit auf. Schrauben Sie die NutriBullet™ Extraktor-Klingen an der Oberseite des Behälters an. Drehen Sie den Behältern nun um, verbinden Sie ihn mit der NutriBullet Power Base Basiseinheit und starten Sie den Extraktionsvorgang durch eine Drehung erneut. Extrahieren Sie all das Gute aus den Zutaten bis alles gleichmäßig flüssig ist (rund 20 Sekunden). ***Öffnen und genießen!***

---

# Spinat-Sesam Leidenschaft

*Zutaten*

40 Gramm Rucola/Arugura Salat
40 Gramm Spinat
120 Gramm Granatapfelsamen
120 Gramm geschnittene Blumenkohlrosen
22 Gramm Sesamkerne geschält
200 ml Mandelmilch (ungesüßt)

*Proteine 11g, Fett 17g, Kohlenhydrate 23g, Ballaststoffe 11g, 302 Kcal*

*Zubereitung*

Geben Sie die Nüsse, Samen oder Kerne in den großen Behälter. Schrauben Sie die NutriBullet Extraktor-Klingen an der Oberseite des Behälters an. Drehen Sie den Behältern nun um, verbinden Sie ihn mit der NutriBullet Power Base Basiseinheit und starten Sie den Extraktionsvorgang durch eine Drehung. Extrahieren Sie für 30 Sekunden. Geben Sie den Rest der festen Zutaten in den Behälter und drücken alles unter der MAX Linie zusammen. Füllen Sie dann den Behälter mit der jeweiligen Flüssigkeit auf. Schrauben Sie die NutriBullet™ Extraktor-Klingen an der Oberseite des Behälters an. Drehen Sie den Behältern nun um, verbinden Sie ihn mit der NutriBullet Power Base Basiseinheit und starten Sie den Extraktionsvorgang durch eine Drehung erneut. Extrahieren Sie all das Gute aus den Zutaten bis alles gleichmäßig flüssig ist (rund 20 Sekunden). ***Öffnen und genießen!***

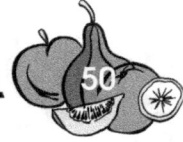

# Salat betört Walnuss

## Zutaten

80 Gramm Salatblätter
120 Gramm Schwarzbeeren
120 Gramm geschnittene Karotten
30 Gramm Walnüsse
200 ml Halbfettmilch

**Proteine 15g, Fett 24g, Kohlenhydrate 35g, Ballaststoffe 10g, 427 Kcal**

## Zubereitung

Geben Sie die Nüsse, Samen oder Kerne in den großen Behälter. Schrauben Sie die NutriBullet Extraktor-Klingen an der Oberseite des Behälters an. Drehen Sie den Behältern nun um, verbinden Sie ihn mit der NutriBullet Power Base Basiseinheit und starten Sie den Extraktionsvorgang durch eine Drehung. Extrahieren Sie für 30 Sekunden. Geben Sie den Rest der festen Zutaten in den Behälter und drücken alles unter der MAX Linie zusammen. Füllen Sie dann den Behälter mit der jeweiligen Flüssigkeit auf. Schrauben Sie die NutriBullet™ Extraktor-Klingen an der Oberseite des Behälters an. Drehen Sie den Behältern nun um, verbinden Sie ihn mit der NutriBullet Power Base Basiseinheit und starten Sie den Extraktionsvorgang durch eine Drehung erneut. Extrahieren Sie all das Gute aus den Zutaten bis alles gleichmäßig flüssig ist (rund 20 Sekunden). *Öffnen und genießen!*

---

# Tomaten Utopia

## Zutaten

40 Gramm Kohlblätter gezupft
40 Gramm Brokkoli Röschen
120 Gramm Erdbeeren
120 Gramm geschnittene Tomaten
30 Gramm Pecan-Nüsse
200 ml Mandelmilch (ungesüßt)

**Proteine 8g, Fett 25g, Kohlenhydrate 14g, Ballaststoffe 10g, 320 Kcal**

## Zubereitung

Geben Sie die Nüsse, Samen oder Kerne in den großen Behälter. Schrauben Sie die NutriBullet Extraktor-Klingen an der Oberseite des Behälters an. Drehen Sie den Behältern nun um, verbinden Sie ihn mit der NutriBullet Power Base Basiseinheit und starten Sie den Extraktionsvorgang durch eine Drehung. Extrahieren Sie für 30 Sekunden. Geben Sie den Rest der festen Zutaten in den Behälter und drücken alles unter der MAX Linie zusammen. Füllen Sie dann den Behälter mit der jeweiligen Flüssigkeit auf. Schrauben Sie die NutriBullet™ Extraktor-Klingen an der Oberseite des Behälters an. Drehen Sie den Behältern nun um, verbinden Sie ihn mit der NutriBullet Power Base Basiseinheit und starten Sie den Extraktionsvorgang durch eine Drehung erneut. Extrahieren Sie all das Gute aus den Zutaten bis alles gleichmäßig flüssig ist (rund 20 Sekunden). *Öffnen und genießen!*

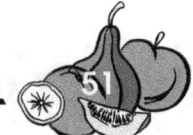

## Blasts für Zufriedenheit, Erholung und Guten Schlaf
*Reich an Tryptophan, Magnesium und Vitaminen B3, B6, B9*

# Brokkoli-Avocado Nektar

*Zutaten*

40 Gramm Brokkoli Röschen
40 Gramm Spinat
120 Gramm Avocado Stücke
120 Gramm geschnittene Schwertbohne
22 Gramm Kürbiskerne
200 ml Mandelmilch (ungesüßt)

*Proteine 13g, Fett 30g, Kohlenhydrate 11g, Ballaststoffe 15g, 395 Kcal*

*Zubereitung*

Geben Sie die Nüsse, Samen oder Kerne in den großen Behälter. Schrauben Sie die NutriBullet Extraktor-Klingen an der Oberseite des Behälters an. Drehen Sie den Behältern nun um, verbinden Sie ihn mit der NutriBullet Power Base Basiseinheit und starten Sie den Extraktionsvorgang durch eine Drehung. Extrahieren Sie für 30 Sekunden. Geben Sie den Rest der festen Zutaten in den Behälter und drücken alles unter der MAX Linie zusammen. Füllen Sie dann den Behälter mit der jeweiligen Flüssigkeit auf. Schrauben Sie die NutriBullet™ Extraktor-Klingen an der Oberseite des Behälters an. Drehen Sie den Behältern nun um, verbinden Sie ihn mit der NutriBullet Power Base Basiseinheit und starten Sie den Extraktionsvorgang durch eine Drehung erneut. Extrahieren Sie all das Gute aus den Zutaten bis alles gleichmäßig flüssig ist (rund 20 Sekunden). ***Öffnen und genießen!***

# Brunnenkresse-Dörrpflaumen Reaktion

*Zutaten*

40 Gramm Brunnenkresse
40 Gramm Brokkoli Röschen
120 Gramm Dörrpflaumen (entkernt)
120 Gramm geschnittene Blumenkohlrosen
30 Gramm Cashew-Nüsse
200 ml Halbfettmilch

*Proteine 20g, Fett 18g, Kohlenhydrate 57g, Ballaststoffe 11g, 493 Kcal*

*Zubereitung*

Geben Sie die Nüsse, Samen oder Kerne in den großen Behälter. Schrauben Sie die NutriBullet Extraktor-Klingen an der Oberseite des Behälters an. Drehen Sie den Behältern nun um, verbinden Sie ihn mit der NutriBullet Power Base Basiseinheit und starten Sie den Extraktionsvorgang durch eine Drehung. Extrahieren Sie für 30 Sekunden. Geben Sie den Rest der festen Zutaten in den Behälter und drücken alles unter der MAX Linie zusammen. Füllen Sie dann den Behälter mit der jeweiligen Flüssigkeit auf. Schrauben Sie die NutriBullet™ Extraktor-Klingen an der Oberseite des Behälters an. Drehen Sie den Behältern nun um, verbinden Sie ihn mit der NutriBullet Power Base Basiseinheit und starten Sie den Extraktionsvorgang durch eine Drehung erneut. Extrahieren Sie all das Gute aus den Zutaten bis alles gleichmäßig flüssig ist (rund 20 Sekunden). ***Öffnen und genießen!***

# Brokkoli-Chia Belohnung

*Zutaten*

80 Gramm Brokkoli Röschen
120 Gramm Aprikosenhälften
120 Gramm geschnittene Karotten
22 Gramm Chia-Samen
200 ml Mandelmilch (ungesüßt)

*Proteine 9g, Fett 10g, Kohlenhydrate 24g, Ballaststoffe 16g, 266 Kcal*

*Zubereitung*

Geben Sie die Nüsse, Samen oder Kerne in den großen Behälter. Schrauben Sie die NutriBullet Extraktor-Klingen an der Oberseite des Behälters an. Drehen Sie den Behältern nun um, verbinden Sie ihn mit der NutriBullet Power Base Basiseinheit und starten Sie den Extraktionsvorgang durch eine Drehung. Extrahieren Sie für 30 Sekunden. Geben Sie den Rest der festen Zutaten in den Behälter und drücken alles unter der MAX Linie zusammen. Füllen Sie dann den Behälter mit der jeweiligen Flüssigkeit auf. Schrauben Sie die NutriBullet™ Extraktor-Klingen an der Oberseite des Behälters an. Drehen Sie den Behältern nun um, verbinden Sie ihn mit der NutriBullet Power Base Basiseinheit und starten Sie den Extraktionsvorgang durch eine Drehung erneut. Extrahieren Sie all das Gute aus den Zutaten bis alles gleichmäßig flüssig ist (rund 20 Sekunden). ***Öffnen und genießen!***

---

# Spinat Forever

*Zutaten*

40 Gramm Brunnenkresse
40 Gramm Spinat
120 Gramm Dörrpflaumen (entkernt)
120 Gramm gewürfelte Rote Beete
30 Gramm Walnüsse
200 ml Halbfettmilch

*Proteine 19g, Fett 24g, Kohlenhydrate 55g, Ballaststoffe 13g, 541 Kcal*

*Zubereitung*

Geben Sie die Nüsse, Samen oder Kerne in den großen Behälter. Schrauben Sie die NutriBullet Extraktor-Klingen an der Oberseite des Behälters an. Drehen Sie den Behältern nun um, verbinden Sie ihn mit der NutriBullet Power Base Basiseinheit und starten Sie den Extraktionsvorgang durch eine Drehung. Extrahieren Sie für 30 Sekunden. Geben Sie den Rest der festen Zutaten in den Behälter und drücken alles unter der MAX Linie zusammen. Füllen Sie dann den Behälter mit der jeweiligen Flüssigkeit auf. Schrauben Sie die NutriBullet™ Extraktor-Klingen an der Oberseite des Behälters an. Drehen Sie den Behältern nun um, verbinden Sie ihn mit der NutriBullet Power Base Basiseinheit und starten Sie den Extraktionsvorgang durch eine Drehung erneut. Extrahieren Sie all das Gute aus den Zutaten bis alles gleichmäßig flüssig ist (rund 20 Sekunden). ***Öffnen und genießen!***

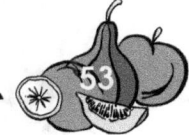

# Aprikosen Kreation

## Zutaten

80 Gramm Brunnenkresse
120 Gramm Aprikosenhälften
120 Gramm geschnittene Blumenkohlrosen
22 Gramm Sonnenblumenkerne geschält
200 ml Mandelmilch (ungesüßt)

**Proteine 11g, Fett 14g, Kohlenhydrate 18g, Ballaststoffe 7g, 236 Kcal**

## Zubereitung

Geben Sie die Nüsse, Samen oder Kerne in den großen Behälter. Schrauben Sie die NutriBullet Extraktor-Klingen an der Oberseite des Behälters an. Drehen Sie den Behältern nun um, verbinden Sie ihn mit der NutriBullet Power Base Basiseinheit und starten Sie den Extraktionsvorgang durch eine Drehung. Extrahieren Sie für 30 Sekunden. Geben Sie den Rest der festen Zutaten in den Behälter und drücken alles unter der MAX Linie zusammen. Füllen Sie dann den Behälter mit der jeweiligen Flüssigkeit auf. Schrauben Sie die NutriBullet™ Extraktor-Klingen an der Oberseite des Behälters an. Drehen Sie den Behältern nun um, verbinden Sie ihn mit der NutriBullet Power Base Basiseinheit und starten Sie den Extraktionsvorgang durch eine Drehung erneut. Extrahieren Sie all das Gute aus den Zutaten bis alles gleichmäßig flüssig ist (rund 20 Sekunden). **Öffnen und genießen!**

# Rote Beete Aufguss

## Zutaten

80 Gramm Brokkoli Röschen
120 Gramm Avocado Stücke
120 Gramm gewürfelte Rote Beete
30 Gramm Erdnüsse
200 ml Halbfettmilch

**Proteine 22g, Fett 36g, Kohlenhydrate 25g, Ballaststoffe 16g, 540 Kcal**

## Zubereitung

Geben Sie die Nüsse, Samen oder Kerne in den großen Behälter. Schrauben Sie die NutriBullet Extraktor-Klingen an der Oberseite des Behälters an. Drehen Sie den Behältern nun um, verbinden Sie ihn mit der NutriBullet Power Base Basiseinheit und starten Sie den Extraktionsvorgang durch eine Drehung. Extrahieren Sie für 30 Sekunden. Geben Sie den Rest der festen Zutaten in den Behälter und drücken alles unter der MAX Linie zusammen. Füllen Sie dann den Behälter mit der jeweiligen Flüssigkeit auf. Schrauben Sie die NutriBullet™ Extraktor-Klingen an der Oberseite des Behälters an. Drehen Sie den Behältern nun um, verbinden Sie ihn mit der NutriBullet Power Base Basiseinheit und starten Sie den Extraktionsvorgang durch eine Drehung erneut. Extrahieren Sie all das Gute aus den Zutaten bis alles gleichmäßig flüssig ist (rund 20 Sekunden). **Öffnen und genießen!**

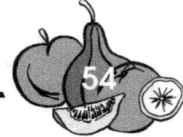

# Dörrpflaume trifft Sesam

## Zutaten

40 Gramm Spinat
40 Gramm Brunnenkresse
120 Gramm Dörrpflaumen (entkernt)
120 Gramm geschnittene Karotten
22 Gramm Sesamkerne geschält
200 ml Halbfettmilch

**Proteine 17g, Fett 17g, Kohlenhydrate 53g, Ballaststoffe 13g, 474 Kcal**

## Zubereitung

Geben Sie die Nüsse, Samen oder Kerne in den großen Behälter. Schrauben Sie die NutriBullet Extraktor-Klingen an der Oberseite des Behälters an. Drehen Sie den Behältern nun um, verbinden Sie ihn mit der NutriBullet Power Base Basiseinheit und starten Sie den Extraktionsvorgang durch eine Drehung. Extrahieren Sie für 30 Sekunden. Geben Sie den Rest der festen Zutaten in den Behälter und drücken alles unter der MAX Linie zusammen. Füllen Sie dann den Behälter mit der jeweiligen Flüssigkeit auf. Schrauben Sie die NutriBullet™ Extraktor-Klingen an der Oberseite des Behälters an. Drehen Sie den Behältern nun um, verbinden Sie ihn mit der NutriBullet Power Base Basiseinheit und starten Sie den Extraktionsvorgang durch eine Drehung erneut. Extrahieren Sie all das Gute aus den Zutaten bis alles gleichmäßig flüssig ist (rund 20 Sekunden). **Öffnen und genießen!**

# Aprikose-Blumenkohl Ewigkeit

## Zutaten

40 Gramm Brunnenkresse
40 Gramm Brokkoli Röschen
120 Gramm Aprikosenhälften
120 Gramm geschnittene Blumenkohlrosen
30 Gramm Walnüsse
200 ml Mandelmilch (ungesüßt)

**Proteine 11g, Fett 23g, Kohlenhydrate 19g, Ballaststoffe 9g, 327 Kcal**

## Zubereitung

Geben Sie die Nüsse, Samen oder Kerne in den großen Behälter. Schrauben Sie die NutriBullet Extraktor-Klingen an der Oberseite des Behälters an. Drehen Sie den Behältern nun um, verbinden Sie ihn mit der NutriBullet Power Base Basiseinheit und starten Sie den Extraktionsvorgang durch eine Drehung. Extrahieren Sie für 30 Sekunden. Geben Sie den Rest der festen Zutaten in den Behälter und drücken alles unter der MAX Linie zusammen. Füllen Sie dann den Behälter mit der jeweiligen Flüssigkeit auf. Schrauben Sie die NutriBullet™ Extraktor-Klingen an der Oberseite des Behälters an. Drehen Sie den Behältern nun um, verbinden Sie ihn mit der NutriBullet Power Base Basiseinheit und starten Sie den Extraktionsvorgang durch eine Drehung erneut. Extrahieren Sie all das Gute aus den Zutaten bis alles gleichmäßig flüssig ist (rund 20 Sekunden). **Öffnen und genießen!**

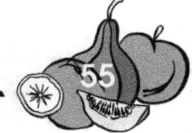

# Schwertbohnen Schöpfung

## Zutaten

80 Gramm Brunnenkresse
120 Gramm Dörrpflaumen (entkernt)
120 Gramm geschnittene Schwertbohne
30 Gramm Erdnüsse
200 ml Halbfettmilch

**Proteine 22g, Fett 20g, Kohlenhydrate 50g, Ballaststoffe 12g, 488 Kcal**

## Zubereitung

Geben Sie die Nüsse, Samen oder Kerne in den großen Behälter. Schrauben Sie die NutriBullet Extraktor-Klingen an der Oberseite des Behälters an. Drehen Sie den Behältern nun um, verbinden Sie ihn mit der NutriBullet Power Base Basiseinheit und starten Sie den Extraktionsvorgang durch eine Drehung. Extrahieren Sie für 30 Sekunden. Geben Sie den Rest der festen Zutaten in den Behälter und drücken alles unter der MAX Linie zusammen. Füllen Sie dann den Behälter mit der jeweiligen Flüssigkeit auf. Schrauben Sie die NutriBullet™ Extraktor-Klingen an der Oberseite des Behälters an. Drehen Sie den Behältern nun um, verbinden Sie ihn mit der NutriBullet Power Base Basiseinheit und starten Sie den Extraktionsvorgang durch eine Drehung erneut. Extrahieren Sie all das Gute aus den Zutaten bis alles gleichmäßig flüssig ist (rund 20 Sekunden). ***Öffnen und genießen!***

---

# Chia Bonanza

## Zutaten

40 Gramm Brokkoli Röschen
40 Gramm Spinat
120 Gramm Avocado Stücke
120 Gramm geschnittene Karotten
22 Gramm Chia-Samen
200 ml Halbfettmilch

**Proteine 17g, Fett 29g, Kohlenhydrate 24g, Ballaststoffe 21g, 470 Kcal**

## Zubereitung

Geben Sie die Nüsse, Samen oder Kerne in den großen Behälter. Schrauben Sie die NutriBullet Extraktor-Klingen an der Oberseite des Behälters an. Drehen Sie den Behältern nun um, verbinden Sie ihn mit der NutriBullet Power Base Basiseinheit und starten Sie den Extraktionsvorgang durch eine Drehung. Extrahieren Sie für 30 Sekunden. Geben Sie den Rest der festen Zutaten in den Behälter und drücken alles unter der MAX Linie zusammen. Füllen Sie dann den Behälter mit der jeweiligen Flüssigkeit auf. Schrauben Sie die NutriBullet™ Extraktor-Klingen an der Oberseite des Behälters an. Drehen Sie den Behältern nun um, verbinden Sie ihn mit der NutriBullet Power Base Basiseinheit und starten Sie den Extraktionsvorgang durch eine Drehung erneut. Extrahieren Sie all das Gute aus den Zutaten bis alles gleichmäßig flüssig ist (rund 20 Sekunden). ***Öffnen und genießen!***

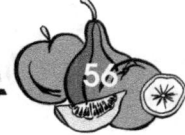

# Aprikose-Sonnenblumen Explosion

*Zutaten*

80 Gramm Spinat
120 Gramm Aprikosenhälften
120 Gramm gewürfelte Rote Beete
22 Gramm Sonnenblumenkerne geschält
200 ml Mandelmilch (ungesüßt)

*Proteine 11g, Fett 14g, Kohlenhydrate 23g, Ballaststoffe 10g, 267 Kcal*

*Zubereitung*

Geben Sie die Nüsse, Samen oder Kerne in den großen Behälter. Schrauben Sie die NutriBullet Extraktor-Klingen an der Oberseite des Behälters an. Drehen Sie den Behältern nun um, verbinden Sie ihn mit der NutriBullet Power Base Basiseinheit und starten Sie den Extraktionsvorgang durch eine Drehung. Extrahieren Sie für 30 Sekunden. Geben Sie den Rest der festen Zutaten in den Behälter und drücken alles unter der MAX Linie zusammen. Füllen Sie dann den Behälter mit der jeweiligen Flüssigkeit auf. Schrauben Sie die NutriBullet™ Extraktor-Klingen an der Oberseite des Behälters an. Drehen Sie den Behältern nun um, verbinden Sie ihn mit der NutriBullet Power Base Basiseinheit und starten Sie den Extraktionsvorgang durch eine Drehung erneut. Extrahieren Sie all das Gute aus den Zutaten bis alles gleichmäßig flüssig ist (rund 20 Sekunden). *Öffnen und genießen!*

---

# Cashewnuss Liebkosung

*Zutaten*

40 Gramm Brunnenkresse
40 Gramm Spinat
120 Gramm Avocado Stücke
120 Gramm geschnittene Blumenkohlrosen
30 Gramm Cashew-Nüsse
200 ml Halbfettmilch

*Proteine 19g, Fett 35g, Kohlenhydrate 24g, Ballaststoffe 13g, 501 Kcal*

*Zubereitung*

Geben Sie die Nüsse, Samen oder Kerne in den großen Behälter. Schrauben Sie die NutriBullet Extraktor-Klingen an der Oberseite des Behälters an. Drehen Sie den Behältern nun um, verbinden Sie ihn mit der NutriBullet Power Base Basiseinheit und starten Sie den Extraktionsvorgang durch eine Drehung. Extrahieren Sie für 30 Sekunden. Geben Sie den Rest der festen Zutaten in den Behälter und drücken alles unter der MAX Linie zusammen. Füllen Sie dann den Behälter mit der jeweiligen Flüssigkeit auf. Schrauben Sie die NutriBullet™ Extraktor-Klingen an der Oberseite des Behälters an. Drehen Sie den Behältern nun um, verbinden Sie ihn mit der NutriBullet Power Base Basiseinheit und starten Sie den Extraktionsvorgang durch eine Drehung erneut. Extrahieren Sie all das Gute aus den Zutaten bis alles gleichmäßig flüssig ist (rund 20 Sekunden). *Öffnen und genießen!*

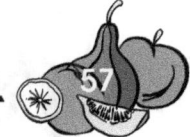

# Kürbiskern Bussi

*Zutaten*

80 Gramm Brunnenkresse
120 Gramm Dörrpflaumen (entkernt)
120 Gramm geschnittene Karotten
22 Gramm Kürbiskerne
200 ml Mandelmilch (ungesüßt)

*Proteine 12g, Fett 13g, Kohlenhydrate 45g, Ballaststoffe 13g, 388 Kcal*

*Zubereitung*

Geben Sie die Nüsse, Samen oder Kerne in den großen Behälter. Schrauben Sie die NutriBullet Extraktor-Klingen an der Oberseite des Behälters an. Drehen Sie den Behältern nun um, verbinden Sie ihn mit der NutriBullet Power Base Basiseinheit und starten Sie den Extraktionsvorgang durch eine Drehung. Extrahieren Sie für 30 Sekunden. Geben Sie den Rest der festen Zutaten in den Behälter und drücken alles unter der MAX Linie zusammen. Füllen Sie dann den Behälter mit der jeweiligen Flüssigkeit auf. Schrauben Sie die NutriBullet™ Extraktor-Klingen an der Oberseite des Behälters an. Drehen Sie den Behältern nun um, verbinden Sie ihn mit der NutriBullet Power Base Basiseinheit und starten Sie den Extraktionsvorgang durch eine Drehung erneut. Extrahieren Sie all das Gute aus den Zutaten bis alles gleichmäßig flüssig ist (rund 20 Sekunden). ***Öffnen und genießen!***

# Sonnenblumen-Brokkoli Vision

*Zutaten*

40 Gramm Brunnenkresse
40 Gramm Brokkoli Röschen
120 Gramm Aprikosenhälften
120 Gramm geschnittene Schwertbohne
22 Gramm Sonnenblumenkerne geschält
200 ml Halbfettmilch

*Proteine 18g, Fett 15g, Kohlenhydrate 29g, Ballaststoffe 8g, 319 Kcal*

*Zubereitung*

Geben Sie die Nüsse, Samen oder Kerne in den großen Behälter. Schrauben Sie die NutriBullet Extraktor-Klingen an der Oberseite des Behälters an. Drehen Sie den Behältern nun um, verbinden Sie ihn mit der NutriBullet Power Base Basiseinheit und starten Sie den Extraktionsvorgang durch eine Drehung. Extrahieren Sie für 30 Sekunden. Geben Sie den Rest der festen Zutaten in den Behälter und drücken alles unter der MAX Linie zusammen. Füllen Sie dann den Behälter mit der jeweiligen Flüssigkeit auf. Schrauben Sie die NutriBullet™ Extraktor-Klingen an der Oberseite des Behälters an. Drehen Sie den Behältern nun um, verbinden Sie ihn mit der NutriBullet Power Base Basiseinheit und starten Sie den Extraktionsvorgang durch eine Drehung erneut. Extrahieren Sie all das Gute aus den Zutaten bis alles gleichmäßig flüssig ist (rund 20 Sekunden). ***Öffnen und genießen!***

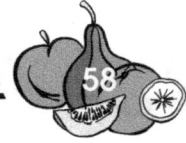

# Walnuss Ensemble

## Zutaten

40 Gramm Spinat
40 Gramm Brokkoli Röschen
120 Gramm Aprikosenhälften
120 Gramm gewürfelte Rote Beete
30 Gramm Walnüsse
200 ml Mandelmilch (ungesüßt)

*Proteine 11g, Fett 23g, Kohlenhydrate 24g, Ballaststoffe 10g, 354 Kcal*

## Zubereitung

Geben Sie die Nüsse, Samen oder Kerne in den großen Behälter. Schrauben Sie die NutriBullet Extraktor-Klingen an der Oberseite des Behälters an. Drehen Sie den Behältern nun um, verbinden Sie ihn mit der NutriBullet Power Base Basiseinheit und starten Sie den Extraktionsvorgang durch eine Drehung. Extrahieren Sie für 30 Sekunden. Geben Sie den Rest der festen Zutaten in den Behälter und drücken alles unter der MAX Linie zusammen. Füllen Sie dann den Behälter mit der jeweiligen Flüssigkeit auf. Schrauben Sie die NutriBullet™ Extraktor-Klingen an der Oberseite des Behälters an. Drehen Sie den Behältern nun um, verbinden Sie ihn mit der NutriBullet Power Base Basiseinheit und starten Sie den Extraktionsvorgang durch eine Drehung erneut. Extrahieren Sie all das Gute aus den Zutaten bis alles gleichmäßig flüssig ist (rund 20 Sekunden). **Öffnen und genießen!**

---

# Sesam Belebung

## Zutaten

40 Gramm Brunnenkresse
40 Gramm Brokkoli Röschen
120 Gramm Dörrpflaumen (entkernt)
120 Gramm geschnittene Schwertbohne
22 Gramm Sesamkerne geschält
200 ml Mandelmilch (ungesüßt)

*Proteine 12g, Fett 16g, Kohlenhydrate 40g, Ballaststoffe 13g, 385 Kcal*

## Zubereitung

Geben Sie die Nüsse, Samen oder Kerne in den großen Behälter. Schrauben Sie die NutriBullet Extraktor-Klingen an der Oberseite des Behälters an. Drehen Sie den Behältern nun um, verbinden Sie ihn mit der NutriBullet Power Base Basiseinheit und starten Sie den Extraktionsvorgang durch eine Drehung. Extrahieren Sie für 30 Sekunden. Geben Sie den Rest der festen Zutaten in den Behälter und drücken alles unter der MAX Linie zusammen. Füllen Sie dann den Behälter mit der jeweiligen Flüssigkeit auf. Schrauben Sie die NutriBullet™ Extraktor-Klingen an der Oberseite des Behälters an. Drehen Sie den Behältern nun um, verbinden Sie ihn mit der NutriBullet Power Base Basiseinheit und starten Sie den Extraktionsvorgang durch eine Drehung erneut. Extrahieren Sie all das Gute aus den Zutaten bis alles gleichmäßig flüssig ist (rund 20 Sekunden). **Öffnen und genießen!**

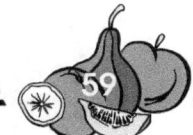

# Brunnenkresse küsst Spinat

## Zutaten

40 Gramm Brunnenkresse
40 Gramm Spinat
120 Gramm Avocado Stücke
120 Gramm gewürfelte Rote Beete
22 Gramm Kürbiskerne
200 ml Halbfettmilch

*Proteine 19g, Fett 31g, Kohlenhydrate 23g, Ballaststoffe 14g, 481 Kcal*

## Zubereitung

Geben Sie die Nüsse, Samen oder Kerne in den großen Behälter. Schrauben Sie die NutriBullet Extraktor-Klingen an der Oberseite des Behälters an. Drehen Sie den Behältern nun um, verbinden Sie ihn mit der NutriBullet Power Base Basiseinheit und starten Sie den Extraktionsvorgang durch eine Drehung. Extrahieren Sie für 30 Sekunden. Geben Sie den Rest der festen Zutaten in den Behälter und drücken alles unter der MAX Linie zusammen. Füllen Sie dann den Behälter mit der jeweiligen Flüssigkeit auf. Schrauben Sie die NutriBullet™ Extraktor-Klingen an der Oberseite des Behälters an. Drehen Sie den Behältern nun um, verbinden Sie ihn mit der NutriBullet Power Base Basiseinheit und starten Sie den Extraktionsvorgang durch eine Drehung erneut. Extrahieren Sie all das Gute aus den Zutaten bis alles gleichmäßig flüssig ist (rund 20 Sekunden). ***Öffnen und genießen!***

---

# Karotte-Aprikosen Extrakt

## Zutaten

40 Gramm Brokkoli Röschen
40 Gramm Brunnenkresse
120 Gramm Aprikosenhälften
120 Gramm geschnittene Karotten
30 Gramm Erdnüsse
200 ml Halbfettmilch

*Proteine 20g, Fett 19g, Kohlenhydrate 33g, Ballaststoffe 10g, 394 Kcal*

## Zubereitung

Geben Sie die Nüsse, Samen oder Kerne in den großen Behälter. Schrauben Sie die NutriBullet Extraktor-Klingen an der Oberseite des Behälters an. Drehen Sie den Behältern nun um, verbinden Sie ihn mit der NutriBullet Power Base Basiseinheit und starten Sie den Extraktionsvorgang durch eine Drehung. Extrahieren Sie für 30 Sekunden. Geben Sie den Rest der festen Zutaten in den Behälter und drücken alles unter der MAX Linie zusammen. Füllen Sie dann den Behälter mit der jeweiligen Flüssigkeit auf. Schrauben Sie die NutriBullet™ Extraktor-Klingen an der Oberseite des Behälters an. Drehen Sie den Behältern nun um, verbinden Sie ihn mit der NutriBullet Power Base Basiseinheit und starten Sie den Extraktionsvorgang durch eine Drehung erneut. Extrahieren Sie all das Gute aus den Zutaten bis alles gleichmäßig flüssig ist (rund 20 Sekunden). ***Öffnen und genießen!***

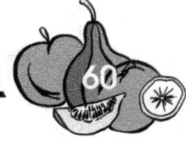

# Spinat umarmt Avocado

## Zutaten

40 Gramm Spinat
40 Gramm Brokkoli Röschen
120 Gramm Avocado Stücke
120 Gramm geschnittene Blumenkohlrosen
30 Gramm Cashew-Nüsse
200 ml Mandelmilch (ungesüßt)

*Proteine 13g, Fett 34g, Kohlenhydrate 16g, Ballaststoffe 14g, 436 Kcal*

## Zubereitung

Geben Sie die Nüsse, Samen oder Kerne in den großen Behälter. Schrauben Sie die NutriBullet Extraktor-Klingen an der Oberseite des Behälters an. Drehen Sie den Behältern nun um, verbinden Sie ihn mit der NutriBullet Power Base Basiseinheit und starten Sie den Extraktionsvorgang durch eine Drehung. Extrahieren Sie für 30 Sekunden. Geben Sie den Rest der festen Zutaten in den Behälter und drücken alles unter der MAX Linie zusammen. Füllen Sie dann den Behälter mit der jeweiligen Flüssigkeit auf. Schrauben Sie die NutriBullet™ Extraktor-Klingen an der Oberseite des Behälters an. Drehen Sie den Behältern nun um, verbinden Sie ihn mit der NutriBullet Power Base Basiseinheit und starten Sie den Extraktionsvorgang durch eine Drehung erneut. Extrahieren Sie all das Gute aus den Zutaten bis alles gleichmäßig flüssig ist (rund 20 Sekunden). *Öffnen und genießen!*

# Dörrpflaume betört Blumenkohl

## Zutaten

40 Gramm Spinat
40 Gramm Brunnenkresse
120 Gramm Dörrpflaumen (entkernt)
120 Gramm geschnittene Blumenkohlrosen
22 Gramm Chia-Samen
200 ml Halbfettmilch

*Proteine 18g, Fett 11g, Kohlenhydrate 50g, Ballaststoffe 18g, 430 Kcal*

## Zubereitung

Geben Sie die Nüsse, Samen oder Kerne in den großen Behälter. Schrauben Sie die NutriBullet Extraktor-Klingen an der Oberseite des Behälters an. Drehen Sie den Behältern nun um, verbinden Sie ihn mit der NutriBullet Power Base Basiseinheit und starten Sie den Extraktionsvorgang durch eine Drehung. Extrahieren Sie für 30 Sekunden. Geben Sie den Rest der festen Zutaten in den Behälter und drücken alles unter der MAX Linie zusammen. Füllen Sie dann den Behälter mit der jeweiligen Flüssigkeit auf. Schrauben Sie die NutriBullet™ Extraktor-Klingen an der Oberseite des Behälters an. Drehen Sie den Behältern nun um, verbinden Sie ihn mit der NutriBullet Power Base Basiseinheit und starten Sie den Extraktionsvorgang durch eine Drehung erneut. Extrahieren Sie all das Gute aus den Zutaten bis alles gleichmäßig flüssig ist (rund 20 Sekunden). *Öffnen und genießen!*

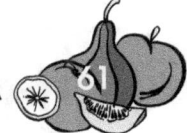

## Die Gesunden Nutri-Desserts

# Orangen Offenbarung

*Zutaten*

120 Gramm Orangenstücke
120 Gramm Erdbeeren
30 Gramm Para-Nüsse
100 ml Kokosnussmilch
100 ml Griechisches Joghurt

*Proteine 11g, Fett 31g, Kohlenhydrate 28g, Ballaststoffe 8g, 437 Kcal*

*Zubereitung*

Geben Sie die Nüsse, Samen oder Kerne in den großen Behälter. Schrauben Sie die NutriBullet Extraktor-Klingen an der Oberseite des Behälters an. Drehen Sie den Behältern nun um, verbinden Sie ihn mit der NutriBullet Power Base Basiseinheit und starten Sie den Extraktionsvorgang durch eine Drehung. Extrahieren Sie für 30 Sekunden. Geben Sie den Rest der festen Zutaten in den Behälter und drücken alles unter der MAX Linie zusammen. Füllen Sie dann den Behälter mit der jeweiligen Flüssigkeit auf. Schrauben Sie die NutriBullet™ Extraktor-Klingen an der Oberseite des Behälters an. Drehen Sie den Behältern nun um, verbinden Sie ihn mit der NutriBullet Power Base Basiseinheit und starten Sie den Extraktionsvorgang durch eine Drehung erneut. Extrahieren Sie all das Gute aus den Zutaten bis alles gleichmäßig flüssig ist (rund 20 Sekunden). ***Öffnen und genießen!***

---

# Goji-Guave Verlockung

*Zutaten*

40 Gramm Goji Beeren
120 Gramm Guave
30 Gramm Mandeln
200 ml Kokosnussmilch

*Proteine 15g, Fett 19g, Kohlenhydrate 41g, Ballaststoffe 12g, 427 Kcal*

*Zubereitung*

Geben Sie die Nüsse, Samen oder Kerne in den großen Behälter. Schrauben Sie die NutriBullet Extraktor-Klingen an der Oberseite des Behälters an. Drehen Sie den Behältern nun um, verbinden Sie ihn mit der NutriBullet Power Base Basiseinheit und starten Sie den Extraktionsvorgang durch eine Drehung. Extrahieren Sie für 30 Sekunden. Geben Sie den Rest der festen Zutaten in den Behälter und drücken alles unter der MAX Linie zusammen. Füllen Sie dann den Behälter mit der jeweiligen Flüssigkeit auf. Schrauben Sie die NutriBullet™ Extraktor-Klingen an der Oberseite des Behälters an. Drehen Sie den Behältern nun um, verbinden Sie ihn mit der NutriBullet Power Base Basiseinheit und starten Sie den Extraktionsvorgang durch eine Drehung erneut. Extrahieren Sie all das Gute aus den Zutaten bis alles gleichmäßig flüssig ist (rund 20 Sekunden). ***Öffnen und genießen!***

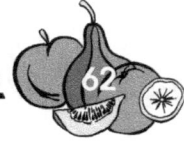

# Birnen Blüte

*Zutaten*

120 Gramm Birnenscheiben
120 Gramm Dattel (entkernt)
30 Gramm Erdnüsse
100 ml Mandelmilch (Ungesüßt)
100 ml Griechisches Joghurt

*Proteine 16g, Fett 26g, Kohlenhydrate 104g, Ballaststoffe 16g, 714 Kcal*

*Zubereitung*

Geben Sie die Nüsse, Samen oder Kerne in den großen Behälter. Schrauben Sie die NutriBullet Extraktor-Klingen an der Oberseite des Behälters an. Drehen Sie den Behältern nun um, verbinden Sie ihn mit der NutriBullet Power Base Basiseinheit und starten Sie den Extraktionsvorgang durch eine Drehung. Extrahieren Sie für 30 Sekunden. Geben Sie den Rest der festen Zutaten in den Behälter und drücken alles unter der MAX Linie zusammen. Füllen Sie dann den Behälter mit der jeweiligen Flüssigkeit auf. Schrauben Sie die NutriBullet™ Extraktor-Klingen an der Oberseite des Behälters an. Drehen Sie den Behältern nun um, verbinden Sie ihn mit der NutriBullet Power Base Basiseinheit und starten Sie den Extraktionsvorgang durch eine Drehung erneut. Extrahieren Sie all das Gute aus den Zutaten bis alles gleichmäßig flüssig ist (rund 20 Sekunden). *Öffnen und genießen!*

# Cashewnuss Sonnenaufgang

*Zutaten*

120 Gramm Kirschen (entkernt)
120 Gramm Pfirsichscheiben
30 Gramm Cashew-Nüsse
200 ml Griechisches Joghurt

*Proteine 16g, Fett 33g, Kohlenhydrate 45g, Ballaststoffe 5g, 538 Kcal*

*Zubereitung*

Geben Sie die Nüsse, Samen oder Kerne in den großen Behälter. Schrauben Sie die NutriBullet Extraktor-Klingen an der Oberseite des Behälters an. Drehen Sie den Behältern nun um, verbinden Sie ihn mit der NutriBullet Power Base Basiseinheit und starten Sie den Extraktionsvorgang durch eine Drehung. Extrahieren Sie für 30 Sekunden. Geben Sie den Rest der festen Zutaten in den Behälter und drücken alles unter der MAX Linie zusammen. Füllen Sie dann den Behälter mit der jeweiligen Flüssigkeit auf. Schrauben Sie die NutriBullet™ Extraktor-Klingen an der Oberseite des Behälters an. Drehen Sie den Behältern nun um, verbinden Sie ihn mit der NutriBullet Power Base Basiseinheit und starten Sie den Extraktionsvorgang durch eine Drehung erneut. Extrahieren Sie all das Gute aus den Zutaten bis alles gleichmäßig flüssig ist (rund 20 Sekunden). *Öffnen und genießen!*

# Nektarinen Melodie

### Zutaten

120 Gramm Wassermelonenstücke
120 Gramm Nektarinenstücke
30 Gramm Haselnüsse
100 ml Haselnussmilch
100 ml Griechisches Joghurt

**Proteine 11g, Fett 30g, Kohlenhydrate 30g, Ballaststoffe 6g, 431 Kcal**

### Zubereitung

Geben Sie die Nüsse, Samen oder Kerne in den großen Behälter. Schrauben Sie die NutriBullet Extraktor-Klingen an der Oberseite des Behälters an. Drehen Sie den Behältern nun um, verbinden Sie ihn mit der NutriBullet Power Base Basiseinheit und starten Sie den Extraktionsvorgang durch eine Drehung. Extrahieren Sie für 30 Sekunden. Geben Sie den Rest der festen Zutaten in den Behälter und drücken alles unter der MAX Linie zusammen. Füllen Sie dann den Behälter mit der jeweiligen Flüssigkeit auf. Schrauben Sie die NutriBullet™ Extraktor-Klingen an der Oberseite des Behälters an. Drehen Sie den Behältern nun um, verbinden Sie ihn mit der NutriBullet Power Base Basiseinheit und starten Sie den Extraktionsvorgang durch eine Drehung erneut. Extrahieren Sie all das Gute aus den Zutaten bis alles gleichmäßig flüssig ist (rund 20 Sekunden). **Öffnen und genießen!**

---

# Grapefruit begehrt Walnuss

### Zutaten

120 Gramm Grapefruit-Stücke
120 Gramm Mandarinenscheiben
30 Gramm Walnüsse
100 ml Vollmilch
100 ml Magermilch Crème Fraiche Light

**Proteine 10g, Fett 39g, Kohlenhydrate 35g, Ballaststoffe 5g, 531 Kcal**

### Zubereitung

Geben Sie die Nüsse, Samen oder Kerne in den großen Behälter. Schrauben Sie die NutriBullet Extraktor-Klingen an der Oberseite des Behälters an. Drehen Sie den Behältern nun um, verbinden Sie ihn mit der NutriBullet Power Base Basiseinheit und starten Sie den Extraktionsvorgang durch eine Drehung. Extrahieren Sie für 30 Sekunden. Geben Sie den Rest der festen Zutaten in den Behälter und drücken alles unter der MAX Linie zusammen. Füllen Sie dann den Behälter mit der jeweiligen Flüssigkeit auf. Schrauben Sie die NutriBullet™ Extraktor-Klingen an der Oberseite des Behälters an. Drehen Sie den Behältern nun um, verbinden Sie ihn mit der NutriBullet Power Base Basiseinheit und starten Sie den Extraktionsvorgang durch eine Drehung erneut. Extrahieren Sie all das Gute aus den Zutaten bis alles gleichmäßig flüssig ist (rund 20 Sekunden). **Öffnen und genießen!**

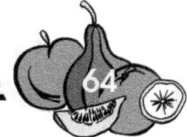

# Rote Trauben Zauber

*Zutaten*

120 Gramm Dörrpflaumen (entkernt)
120 Gramm Rote Trauben
30 Gramm Pecan-Nüsse
200 ml Crème Fraiche mager

*Proteine 7g, Fett 52g, Kohlenhydrate 67g, Ballaststoffe 11g, 808 Kcal*

*Zubereitung*

Geben Sie die Nüsse, Samen oder Kerne in den großen Behälter. Schrauben Sie die NutriBullet Extraktor-Klingen an der Oberseite des Behälters an. Drehen Sie den Behältern nun um, verbinden Sie ihn mit der NutriBullet Power Base Basiseinheit und starten Sie den Extraktionsvorgang durch eine Drehung. Extrahieren Sie für 30 Sekunden. Geben Sie den Rest der festen Zutaten in den Behälter und drücken alles unter der MAX Linie zusammen. Füllen Sie dann den Behälter mit der jeweiligen Flüssigkeit auf. Schrauben Sie die NutriBullet™ Extraktor-Klingen an der Oberseite des Behälters an. Drehen Sie den Behältern nun um, verbinden Sie ihn mit der NutriBullet Power Base Basiseinheit und starten Sie den Extraktionsvorgang durch eine Drehung erneut. Extrahieren Sie all das Gute aus den Zutaten bis alles gleichmäßig flüssig ist (rund 20 Sekunden). ***Öffnen und genießen!***

# Banane umarmt Pecan-Nuss

*Zutaten*

120 Gramm Papaya
120 Gramm Bananenscheiben
30 Gramm Pecan-Nüsse
200 ml Haselnussmilch

*Proteine 5g, Fett 25g, Kohlenhydrate 42g, Ballaststoffe 9g, 423 Kcal*

*Zubereitung*

Geben Sie die Nüsse, Samen oder Kerne in den großen Behälter. Schrauben Sie die NutriBullet Extraktor-Klingen an der Oberseite des Behälters an. Drehen Sie den Behältern nun um, verbinden Sie ihn mit der NutriBullet Power Base Basiseinheit und starten Sie den Extraktionsvorgang durch eine Drehung. Extrahieren Sie für 30 Sekunden. Geben Sie den Rest der festen Zutaten in den Behälter und drücken alles unter der MAX Linie zusammen. Füllen Sie dann den Behälter mit der jeweiligen Flüssigkeit auf. Schrauben Sie die NutriBullet™ Extraktor-Klingen an der Oberseite des Behälters an. Drehen Sie den Behältern nun um, verbinden Sie ihn mit der NutriBullet Power Base Basiseinheit und starten Sie den Extraktionsvorgang durch eine Drehung erneut. Extrahieren Sie all das Gute aus den Zutaten bis alles gleichmäßig flüssig ist (rund 20 Sekunden). ***Öffnen und genießen!***

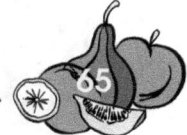

# Pflaume-Walnuss Gesang

*Zutaten*

120 Gramm Pflaumenhälften
120 Gramm Kiwischeiben
30 Gramm Walnüsse
100 ml Vollmilch
100 ml Magermilch Crème Fraiche Light

*Proteine 10g, Fett 39g, Kohlenhydrate 38g, Ballaststoffe 7g, 557 Kcal*

*Zubereitung*

Geben Sie die Nüsse, Samen oder Kerne in den großen Behälter. Schrauben Sie die NutriBullet Extraktor-Klingen an der Oberseite des Behälters an. Drehen Sie den Behältern nun um, verbinden Sie ihn mit der NutriBullet Power Base Basiseinheit und starten Sie den Extraktionsvorgang durch eine Drehung. Extrahieren Sie für 30 Sekunden. Geben Sie den Rest der festen Zutaten in den Behälter und drücken alles unter der MAX Linie zusammen. Füllen Sie dann den Behälter mit der jeweiligen Flüssigkeit auf. Schrauben Sie die NutriBullet™ Extraktor-Klingen an der Oberseite des Behälters an. Drehen Sie den Behältern nun um, verbinden Sie ihn mit der NutriBullet Power Base Basiseinheit und starten Sie den Extraktionsvorgang durch eine Drehung erneut. Extrahieren Sie all das Gute aus den Zutaten bis alles gleichmäßig flüssig ist (rund 20 Sekunden). ***Öffnen und genießen!***

# Brombeer-Kreation

*Zutaten*

120 Gramm Brombeeren
120 Gramm geschälte Feigne
30 Gramm Cashew-Nüsse
200 ml Kokosnussmilch

*Proteine 8g, Fett 16g, Kohlenhydrate 38g, Ballaststoffe 11g, 346 Kcal*

*Zubereitung*

Geben Sie die Nüsse, Samen oder Kerne in den großen Behälter. Schrauben Sie die NutriBullet Extraktor-Klingen an der Oberseite des Behälters an. Drehen Sie den Behältern nun um, verbinden Sie ihn mit der NutriBullet Power Base Basiseinheit und starten Sie den Extraktionsvorgang durch eine Drehung. Extrahieren Sie für 30 Sekunden. Geben Sie den Rest der festen Zutaten in den Behälter und drücken alles unter der MAX Linie zusammen. Füllen Sie dann den Behälter mit der jeweiligen Flüssigkeit auf. Schrauben Sie die NutriBullet™ Extraktor-Klingen an der Oberseite des Behälters an. Drehen Sie den Behältern nun um, verbinden Sie ihn mit der NutriBullet Power Base Basiseinheit und starten Sie den Extraktionsvorgang durch eine Drehung erneut. Extrahieren Sie all das Gute aus den Zutaten bis alles gleichmäßig flüssig ist (rund 20 Sekunden). ***Öffnen und genießen!***

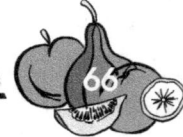

# Apfel umgarnt Melone

*Zutaten*

120 Gramm Apfelscheiben
120 Gramm Melonenstücke
30 Gramm Para-Nüsse
100 ml Kokosnussmilch
100 ml Griechisches Joghurt

**Proteine 10g, Fett 31g, Kohlenhydrate 33g, Ballaststoffe 6g, 448 Kcal**

*Zubereitung*

Geben Sie die Nüsse, Samen oder Kerne in den großen Behälter. Schrauben Sie die NutriBullet Extraktor-Klingen an der Oberseite des Behälters an. Drehen Sie den Behältern nun um, verbinden Sie ihn mit der NutriBullet Power Base Basiseinheit und starten Sie den Extraktionsvorgang durch eine Drehung. Extrahieren Sie für 30 Sekunden. Geben Sie den Rest der festen Zutaten in den Behälter und drücken alles unter der MAX Linie zusammen. Füllen Sie dann den Behälter mit der jeweiligen Flüssigkeit auf. Schrauben Sie die NutriBullet™ Extraktor-Klingen an der Oberseite des Behälters an. Drehen Sie den Behältern nun um, verbinden Sie ihn mit der NutriBullet Power Base Basiseinheit und starten Sie den Extraktionsvorgang durch eine Drehung erneut. Extrahieren Sie all das Gute aus den Zutaten bis alles gleichmäßig flüssig ist (rund 20 Sekunden). *Öffnen und genießen!*

---

# Birne-Erdnuss Glück

*Zutaten*

240 Gramm Birnenscheiben
30 Gramm Erdnüsse
200 ml Griechisches Joghurt

**Proteine 17g, Fett 34g, Kohlenhydrate 45g, Ballaststoffe 10g, 556 Kcal**

*Zubereitung*

Geben Sie die Nüsse, Samen oder Kerne in den großen Behälter. Schrauben Sie die NutriBullet Extraktor-Klingen an der Oberseite des Behälters an. Drehen Sie den Behältern nun um, verbinden Sie ihn mit der NutriBullet Power Base Basiseinheit und starten Sie den Extraktionsvorgang durch eine Drehung. Extrahieren Sie für 30 Sekunden. Geben Sie den Rest der festen Zutaten in den Behälter und drücken alles unter der MAX Linie zusammen. Füllen Sie dann den Behälter mit der jeweiligen Flüssigkeit auf. Schrauben Sie die NutriBullet™ Extraktor-Klingen an der Oberseite des Behälters an. Drehen Sie den Behältern nun um, verbinden Sie ihn mit der NutriBullet Power Base Basiseinheit und starten Sie den Extraktionsvorgang durch eine Drehung erneut. Extrahieren Sie all das Gute aus den Zutaten bis alles gleichmäßig flüssig ist (rund 20 Sekunden). *Öffnen und genießen!*

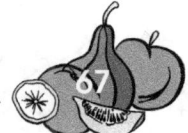

# Clementine trifft Haselnuss

*Zutaten*

120 Gramm Mango Scheiben
120 Gramm Clementinenacheiben
30 Gramm Haselnüsse
100 ml Mandelmilch (Ungesüßt)
100 ml Griechisches Joghurt

*Proteine 11g, Fett 29g, Kohlenhydrate 36g, Ballaststoffe 7g, 454 Kcal*

*Zubereitung*

Geben Sie die Nüsse, Samen oder Kerne in den großen Behälter. Schrauben Sie die NutriBullet Extraktor-Klingen an der Oberseite des Behälters an. Drehen Sie den Behältern nun um, verbinden Sie ihn mit der NutriBullet Power Base Basiseinheit und starten Sie den Extraktionsvorgang durch eine Drehung. Extrahieren Sie für 30 Sekunden. Geben Sie den Rest der festen Zutaten in den Behälter und drücken alles unter der MAX Linie zusammen. Füllen Sie dann den Behälter mit der jeweiligen Flüssigkeit auf. Schrauben Sie die NutriBullet™ Extraktor-Klingen an der Oberseite des Behälters an. Drehen Sie den Behältern nun um, verbinden Sie ihn mit der NutriBullet Power Base Basiseinheit und starten Sie den Extraktionsvorgang durch eine Drehung erneut. Extrahieren Sie all das Gute aus den Zutaten bis alles gleichmäßig flüssig ist (rund 20 Sekunden). ***Öffnen und genießen!***

# Mandel Concerto

*Zutaten*

240 Gramm Pfirsichscheiben
30 Gramm Mandeln
100 ml Haselnussmilch
100 ml Griechisches Joghurt

*Proteine 13g, Fett 28g, Kohlenhydrate 30g, Ballaststoffe 7g, 424 Kcal*

*Zubereitung*

Geben Sie die Nüsse, Samen oder Kerne in den großen Behälter. Schrauben Sie die NutriBullet Extraktor-Klingen an der Oberseite des Behälters an. Drehen Sie den Behältern nun um, verbinden Sie ihn mit der NutriBullet Power Base Basiseinheit und starten Sie den Extraktionsvorgang durch eine Drehung. Extrahieren Sie für 30 Sekunden. Geben Sie den Rest der festen Zutaten in den Behälter und drücken alles unter der MAX Linie zusammen. Füllen Sie dann den Behälter mit der jeweiligen Flüssigkeit auf. Schrauben Sie die NutriBullet™ Extraktor-Klingen an der Oberseite des Behälters an. Drehen Sie den Behältern nun um, verbinden Sie ihn mit der NutriBullet Power Base Basiseinheit und starten Sie den Extraktionsvorgang durch eine Drehung erneut. Extrahieren Sie all das Gute aus den Zutaten bis alles gleichmäßig flüssig ist (rund 20 Sekunden). ***Öffnen und genießen!***

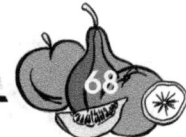

# Ribisel-Paranuss Energizer

*Zutaten*

120 Gramm Ribiseln
120 Gramm Ananasstücke
30 Gramm Para-Nüsse
200 ml Haselnussmilch

*Proteine 6g, Fett 24g, Kohlenhydrate 30g, Ballaststoffe 10g, 370 Kcal*

*Zubereitung*

Geben Sie die Nüsse, Samen oder Kerne in den großen Behälter. Schrauben Sie die NutriBullet Extraktor-Klingen an der Oberseite des Behälters an. Drehen Sie den Behältern nun um, verbinden Sie ihn mit der NutriBullet Power Base Basiseinheit und starten Sie den Extraktionsvorgang durch eine Drehung. Extrahieren Sie für 30 Sekunden. Geben Sie den Rest der festen Zutaten in den Behälter und drücken alles unter der MAX Linie zusammen. Füllen Sie dann den Behälter mit der jeweiligen Flüssigkeit auf. Schrauben Sie die NutriBullet™ Extraktor-Klingen an der Oberseite des Behälters an. Drehen Sie den Behältern nun um, verbinden Sie ihn mit der NutriBullet Power Base Basiseinheit und starten Sie den Extraktionsvorgang durch eine Drehung erneut. Extrahieren Sie all das Gute aus den Zutaten bis alles gleichmäßig flüssig ist (rund 20 Sekunden). ***Öffnen und genießen!***

# Erdbeer Garten

*Zutaten*

240 Gramm Erdbeeren
30 Gramm Cashew-Nüsse
200 ml Crème Fraiche mager

*Proteine 7g, Fett 44g, Kohlenhydrate 33g, Ballaststoffe 6g, 580 Kcal*

*Zubereitung*

Geben Sie die Nüsse, Samen oder Kerne in den großen Behälter. Schrauben Sie die NutriBullet Extraktor-Klingen an der Oberseite des Behälters an. Drehen Sie den Behältern nun um, verbinden Sie ihn mit der NutriBullet Power Base Basiseinheit und starten Sie den Extraktionsvorgang durch eine Drehung. Extrahieren Sie für 30 Sekunden. Geben Sie den Rest der festen Zutaten in den Behälter und drücken alles unter der MAX Linie zusammen. Füllen Sie dann den Behälter mit der jeweiligen Flüssigkeit auf. Schrauben Sie die NutriBullet™ Extraktor-Klingen an der Oberseite des Behälters an. Drehen Sie den Behältern nun um, verbinden Sie ihn mit der NutriBullet Power Base Basiseinheit und starten Sie den Extraktionsvorgang durch eine Drehung erneut. Extrahieren Sie all das Gute aus den Zutaten bis alles gleichmäßig flüssig ist (rund 20 Sekunden). ***Öffnen und genießen!***

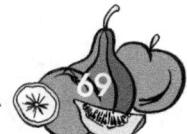

# Himbeere küsst Schwarzbeere

### *Zutaten*

120 Gramm Himbeeren
120 Gramm Schwarzbeeren
30 Gramm Walnüsse
200 ml Kokosnussmilch

*Proteine 7g, Fett 23g, Kohlenhydrate 29g, Ballaststoffe 13g, 366 Kcal*

### *Zubereitung*

Geben Sie die Nüsse, Samen oder Kerne in den großen Behälter. Schrauben Sie die NutriBullet Extraktor-Klingen an der Oberseite des Behälters an. Drehen Sie den Behältern nun um, verbinden Sie ihn mit der NutriBullet Power Base Basiseinheit und starten Sie den Extraktionsvorgang durch eine Drehung. Extrahieren Sie für 30 Sekunden. Geben Sie den Rest der festen Zutaten in den Behälter und drücken alles unter der MAX Linie zusammen. Füllen Sie dann den Behälter mit der jeweiligen Flüssigkeit auf. Schrauben Sie die NutriBullet™ Extraktor-Klingen an der Oberseite des Behälters an. Drehen Sie den Behältern nun um, verbinden Sie ihn mit der NutriBullet Power Base Basiseinheit und starten Sie den Extraktionsvorgang durch eine Drehung erneut. Extrahieren Sie all das Gute aus den Zutaten bis alles gleichmäßig flüssig ist (rund 20 Sekunden). ***Öffnen und genießen!***

# Apfel Haselnuss Dessert

### *Zutaten*

120 Gramm Nektarinenstücke
120 Gramm Apfelscheiben
30 Gramm Haselnüsse
100 ml Haselnussmilch
100 ml Griechisches Joghurt

*Proteine 11g, Fett 30g, Kohlenhydrate 35g, Ballaststoffe 8g, 457 Kcal*

### *Zubereitung*

Geben Sie die Nüsse, Samen oder Kerne in den großen Behälter. Schrauben Sie die NutriBullet Extraktor-Klingen an der Oberseite des Behälters an. Drehen Sie den Behältern nun um, verbinden Sie ihn mit der NutriBullet Power Base Basiseinheit und starten Sie den Extraktionsvorgang durch eine Drehung. Extrahieren Sie für 30 Sekunden. Geben Sie den Rest der festen Zutaten in den Behälter und drücken alles unter der MAX Linie zusammen. Füllen Sie dann den Behälter mit der jeweiligen Flüssigkeit auf. Schrauben Sie die NutriBullet™ Extraktor-Klingen an der Oberseite des Behälters an. Drehen Sie den Behältern nun um, verbinden Sie ihn mit der NutriBullet Power Base Basiseinheit und starten Sie den Extraktionsvorgang durch eine Drehung erneut. Extrahieren Sie all das Gute aus den Zutaten bis alles gleichmäßig flüssig ist (rund 20 Sekunden). ***Öffnen und genießen!***

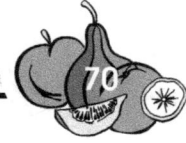

# Nektarine betört Mandel

*Zutaten*

240 Gramm Nektarinenstücke
30 Gramm Mandeln
100 ml Mandelmilch (Ungesüßt)
100 ml Griechisches Joghurt

*Proteine 13g, Fett 27g, Kohlenhydrate 29g, Ballaststoffe 8g, 420 Kcal*

*Zubereitung*

Geben Sie die Nüsse, Samen oder Kerne in den großen Behälter. Schrauben Sie die NutriBullet Extraktor-Klingen an der Oberseite des Behälters an. Drehen Sie den Behältern nun um, verbinden Sie ihn mit der NutriBullet Power Base Basiseinheit und starten Sie den Extraktionsvorgang durch eine Drehung. Extrahieren Sie für 30 Sekunden. Geben Sie den Rest der festen Zutaten in den Behälter und drücken alles unter der MAX Linie zusammen. Füllen Sie dann den Behälter mit der jeweiligen Flüssigkeit auf. Schrauben Sie die NutriBullet™ Extraktor-Klingen an der Oberseite des Behälters an. Drehen Sie den Behältern nun um, verbinden Sie ihn mit der NutriBullet Power Base Basiseinheit und starten Sie den Extraktionsvorgang durch eine Drehung erneut. Extrahieren Sie all das Gute aus den Zutaten bis alles gleichmäßig flüssig ist (rund 20 Sekunden). *Öffnen und genießen!*

---

# Pecan-Nuss Nektar

*Zutaten*

240 Gramm Kirschen (entkernt)
30 Gramm Pecan-Nüsse
100 ml Vollmilch
100 ml Magermilch Crème Fraiche Light

*Proteine 9g, Fett 41g, Kohlenhydrate 45g, Ballaststoffe 8g, 591 Kcal*

*Zubereitung*

Geben Sie die Nüsse, Samen oder Kerne in den großen Behälter. Schrauben Sie die NutriBullet Extraktor-Klingen an der Oberseite des Behälters an. Drehen Sie den Behältern nun um, verbinden Sie ihn mit der NutriBullet Power Base Basiseinheit und starten Sie den Extraktionsvorgang durch eine Drehung. Extrahieren Sie für 30 Sekunden. Geben Sie den Rest der festen Zutaten in den Behälter und drücken alles unter der MAX Linie zusammen. Füllen Sie dann den Behälter mit der jeweiligen Flüssigkeit auf. Schrauben Sie die NutriBullet™ Extraktor-Klingen an der Oberseite des Behälters an. Drehen Sie den Behältern nun um, verbinden Sie ihn mit der NutriBullet Power Base Basiseinheit und starten Sie den Extraktionsvorgang durch eine Drehung erneut. Extrahieren Sie all das Gute aus den Zutaten bis alles gleichmäßig flüssig ist (rund 20 Sekunden). *Öffnen und genießen!*

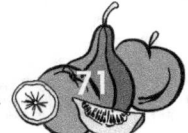

## Blasts für alle Gelegenheiten

# Rote Beete Energizer

### Zutaten

40 Gramm Minze
40 Gramm Grünkohl
120 Gramm Pfirsichscheiben
120 Gramm gewürfelte Rote Beete
22 Gramm Sonnenblumenkerne geschält
200 ml Crème Fraiche mager

*Proteine 9g, Fett 41g, Kohlenhydrate 33g, Ballaststoffe 10g, 577 Kcal*

### Zubereitung

Geben Sie die Nüsse, Samen oder Kerne in den großen Behälter. Schrauben Sie die NutriBullet Extraktor-Klingen an der Oberseite des Behälters an. Drehen Sie den Behältern nun um, verbinden Sie ihn mit der NutriBullet Power Base Basiseinheit und starten Sie den Extraktionsvorgang durch eine Drehung. Extrahieren Sie für 30 Sekunden. Geben Sie den Rest der festen Zutaten in den Behälter und drücken alles unter der MAX Linie zusammen. Füllen Sie dann den Behälter mit der jeweiligen Flüssigkeit auf. Schrauben Sie die NutriBullet™ Extraktor-Klingen an der Oberseite des Behälters an. Drehen Sie den Behältern nun um, verbinden Sie ihn mit der NutriBullet Power Base Basiseinheit und starten Sie den Extraktionsvorgang durch eine Drehung erneut. Extrahieren Sie all das Gute aus den Zutaten bis alles gleichmäßig flüssig ist (rund 20 Sekunden). ***Öffnen und genießen!***

# Brunnenkresse-Cashewnuss Leidenschaft

### Zutaten

80 Gramm Brunnenkresse
40 Gramm Goji Beeren
30 Gramm Cashew-Nüsse
100 ml Kokosnussmilch
100 ml Griechisches Joghurt

*Proteine 20g, Fett 24g, Kohlenhydrate 42g, Ballaststoffe 6g, 472 Kcal*

### Zubereitung

Geben Sie die Nüsse, Samen oder Kerne in den großen Behälter. Schrauben Sie die NutriBullet Extraktor-Klingen an der Oberseite des Behälters an. Drehen Sie den Behältern nun um, verbinden Sie ihn mit der NutriBullet Power Base Basiseinheit und starten Sie den Extraktionsvorgang durch eine Drehung. Extrahieren Sie für 30 Sekunden. Geben Sie den Rest der festen Zutaten in den Behälter und drücken alles unter der MAX Linie zusammen. Füllen Sie dann den Behälter mit der jeweiligen Flüssigkeit auf. Schrauben Sie die NutriBullet™ Extraktor-Klingen an der Oberseite des Behälters an. Drehen Sie den Behältern nun um, verbinden Sie ihn mit der NutriBullet Power Base Basiseinheit und starten Sie den Extraktionsvorgang durch eine Drehung erneut. Extrahieren Sie all das Gute aus den Zutaten bis alles gleichmäßig flüssig ist (rund 20 Sekunden). ***Öffnen und genießen!***

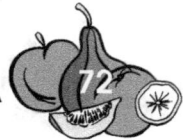

# Spinat-Mandel Offenbarung

*Zutaten*

40 Gramm Rotkohl oder Weißkohl
40 Gramm Spinat
120 Gramm geschälte Feigne
120 Gramm Rettich
30 Gramm Mandeln
200 ml Kokosnussmilch

*Proteine 10g, Fett 18g, Kohlenhydrate 32g, Ballaststoffe 10g, 346 Kcal*

*Zubereitung*

Geben Sie die Nüsse, Samen oder Kerne in den großen Behälter. Schrauben Sie die NutriBullet Extraktor-Klingen an der Oberseite des Behälters an. Drehen Sie den Behältern nun um, verbinden Sie ihn mit der NutriBullet Power Base Basiseinheit und starten Sie den Extraktionsvorgang durch eine Drehung. Extrahieren Sie für 30 Sekunden. Geben Sie den Rest der festen Zutaten in den Behälter und drücken alles unter der MAX Linie zusammen. Füllen Sie dann den Behälter mit der jeweiligen Flüssigkeit auf. Schrauben Sie die NutriBullet™ Extraktor-Klingen an der Oberseite des Behälters an. Drehen Sie den Behältern nun um, verbinden Sie ihn mit der NutriBullet Power Base Basiseinheit und starten Sie den Extraktionsvorgang durch eine Drehung erneut. Extrahieren Sie all das Gute aus den Zutaten bis alles gleichmäßig flüssig ist (rund 20 Sekunden). *Öffnen und genießen!*

---

# Rote Trauben Seligkeit

*Zutaten*

40 Gramm Salatblätter
40 Gramm Senfkohl
120 Gramm Rote Trauben
120 Gramm geschnittenes Süßgras
22 Gramm Leinsamensamen
200 ml Wasser

*Proteine 8g, Fett 10g, Kohlenhydrate 31g, Ballaststoffe 10g, 262 Kcal*

*Zubereitung*

Geben Sie die Nüsse, Samen oder Kerne in den großen Behälter. Schrauben Sie die NutriBullet Extraktor-Klingen an der Oberseite des Behälters an. Drehen Sie den Behältern nun um, verbinden Sie ihn mit der NutriBullet Power Base Basiseinheit und starten Sie den Extraktionsvorgang durch eine Drehung. Extrahieren Sie für 30 Sekunden. Geben Sie den Rest der festen Zutaten in den Behälter und drücken alles unter der MAX Linie zusammen. Füllen Sie dann den Behälter mit der jeweiligen Flüssigkeit auf. Schrauben Sie die NutriBullet™ Extraktor-Klingen an der Oberseite des Behälters an. Drehen Sie den Behältern nun um, verbinden Sie ihn mit der NutriBullet Power Base Basiseinheit und starten Sie den Extraktionsvorgang durch eine Drehung erneut. Extrahieren Sie all das Gute aus den Zutaten bis alles gleichmäßig flüssig ist (rund 20 Sekunden). *Öffnen und genießen!*

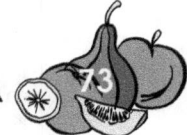

# Brunnenkresse Patentrezept

## Zutaten

40 Gramm Brunnenkresse
40 Gramm Brokkoli Röschen
120 Gramm Erdbeeren
120 Gramm gewürfelte Kohlrübe
30 Gramm Pecan-Nüsse
200 ml Vollmilch

**Proteine 13g, Fett 30g, Kohlenhydrate 25g, Ballaststoffe 9g, 426 Kcal**

## Zubereitung

Geben Sie die Nüsse, Samen oder Kerne in den großen Behälter. Schrauben Sie die NutriBullet Extraktor-Klingen an der Oberseite des Behälters an. Drehen Sie den Behältern nun um, verbinden Sie ihn mit der NutriBullet Power Base Basiseinheit und starten Sie den Extraktionsvorgang durch eine Drehung. Extrahieren Sie für 30 Sekunden. Geben Sie den Rest der festen Zutaten in den Behälter und drücken alles unter der MAX Linie zusammen. Füllen Sie dann den Behälter mit der jeweiligen Flüssigkeit auf. Schrauben Sie die NutriBullet™ Extraktor-Klingen an der Oberseite des Behälters an. Drehen Sie den Behältern nun um, verbinden Sie ihn mit der NutriBullet Power Base Basiseinheit und starten Sie den Extraktionsvorgang durch eine Drehung erneut. Extrahieren Sie all das Gute aus den Zutaten bis alles gleichmäßig flüssig ist (rund 20 Sekunden). **Öffnen und genießen!**

# Fenchel herzt Aprikose

## Zutaten

40 Gramm Kohlblätter gezupft
40 Gramm Fenchel
120 Gramm Aprikosenhälften
120 Gramm geschnittene Zucchini
22 Gramm Chia-Samen
100 ml Haselnussmilch
100 ml Griechisches Joghurt

**Proteine 13g, Fett 19g, Kohlenhydrate 26g, Ballaststoffe 14g, 365 Kcal**

## Zubereitung

Geben Sie die Nüsse, Samen oder Kerne in den großen Behälter. Schrauben Sie die NutriBullet Extraktor-Klingen an der Oberseite des Behälters an. Drehen Sie den Behältern nun um, verbinden Sie ihn mit der NutriBullet Power Base Basiseinheit und starten Sie den Extraktionsvorgang durch eine Drehung. Extrahieren Sie für 30 Sekunden. Geben Sie den Rest der festen Zutaten in den Behälter und drücken alles unter der MAX Linie zusammen. Füllen Sie dann den Behälter mit der jeweiligen Flüssigkeit auf. Schrauben Sie die NutriBullet™ Extraktor-Klingen an der Oberseite des Behälters an. Drehen Sie den Behältern nun um, verbinden Sie ihn mit der NutriBullet Power Base Basiseinheit und starten Sie den Extraktionsvorgang durch eine Drehung erneut. Extrahieren Sie all das Gute aus den Zutaten bis alles gleichmäßig flüssig ist (rund 20 Sekunden). **Öffnen und genießen!**

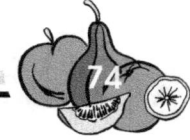

# Rucola-Sesam Glück

## Zutaten

40 Gramm Rucola/Arugura Salat
40 Gramm Brokkoli Röschen
120 Gramm Dattel (entkernt)
120 Gramm geschnittene Rote Paprika
22 Gramm Sesamkerne geschält
200 ml Mandelmilch (ungesüßt)

*Proteine 11g, Fett 16g, Kohlenhydrate 88g, Ballaststoffe 16g, 552 Kcal*

## Zubereitung

Geben Sie die Nüsse, Samen oder Kerne in den großen Behälter. Schrauben Sie die NutriBullet Extraktor-Klingen an der Oberseite des Behälters an. Drehen Sie den Behältern nun um, verbinden Sie ihn mit der NutriBullet Power Base Basiseinheit und starten Sie den Extraktionsvorgang durch eine Drehung. Extrahieren Sie für 30 Sekunden. Geben Sie den Rest der festen Zutaten in den Behälter und drücken alles unter der MAX Linie zusammen. Füllen Sie dann den Behälter mit der jeweiligen Flüssigkeit auf. Schrauben Sie die NutriBullet™ Extraktor-Klingen an der Oberseite des Behälters an. Drehen Sie den Behältern nun um, verbinden Sie ihn mit der NutriBullet Power Base Basiseinheit und starten Sie den Extraktionsvorgang durch eine Drehung erneut. Extrahieren Sie all das Gute aus den Zutaten bis alles gleichmäßig flüssig ist (rund 20 Sekunden). ***Öffnen und genießen!***

---

# Spinat begehrt Haselnuss

## Zutaten

80 Gramm Spinat
120 Gramm Himbeeren
120 Gramm geschnittene Blumenkohlrosen
30 Gramm Haselnüsse
200 ml Griechisches Joghurt

*Proteine 19g, Fett 39g, Kohlenhydrate 24g, Ballaststoffe 15g, 549 Kcal*

## Zubereitung

Geben Sie die Nüsse, Samen oder Kerne in den großen Behälter. Schrauben Sie die NutriBullet Extraktor-Klingen an der Oberseite des Behälters an. Drehen Sie den Behältern nun um, verbinden Sie ihn mit der NutriBullet Power Base Basiseinheit und starten Sie den Extraktionsvorgang durch eine Drehung. Extrahieren Sie für 30 Sekunden. Geben Sie den Rest der festen Zutaten in den Behälter und drücken alles unter der MAX Linie zusammen. Füllen Sie dann den Behälter mit der jeweiligen Flüssigkeit auf. Schrauben Sie die NutriBullet™ Extraktor-Klingen an der Oberseite des Behälters an. Drehen Sie den Behältern nun um, verbinden Sie ihn mit der NutriBullet Power Base Basiseinheit und starten Sie den Extraktionsvorgang durch eine Drehung erneut. Extrahieren Sie all das Gute aus den Zutaten bis alles gleichmäßig flüssig ist (rund 20 Sekunden). ***Öffnen und genießen!***

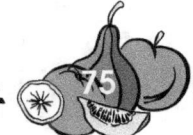

# Papaya Sonnenuntergang

*Zutaten*

80 Gramm Rucola/Arugura Salat
120 Gramm Papaya
120 Gramm geschnittene Gelbe Paprika
30 Gramm Para-Nüsse
200 ml Haselnussmilch

*Proteine 8g, Fett 24g, Kohlenhydrate 25g, Ballaststoffe 7g, 351 Kcal*

*Zubereitung*

Geben Sie die Nüsse, Samen oder Kerne in den großen Behälter. Schrauben Sie die NutriBullet Extraktor-Klingen an der Oberseite des Behälters an. Drehen Sie den Behältern nun um, verbinden Sie ihn mit der NutriBullet Power Base Basiseinheit und starten Sie den Extraktionsvorgang durch eine Drehung. Extrahieren Sie für 30 Sekunden. Geben Sie den Rest der festen Zutaten in den Behälter und drücken alles unter der MAX Linie zusammen. Füllen Sie dann den Behälter mit der jeweiligen Flüssigkeit auf. Schrauben Sie die NutriBullet™ Extraktor-Klingen an der Oberseite des Behälters an. Drehen Sie den Behältern nun um, verbinden Sie ihn mit der NutriBullet Power Base Basiseinheit und starten Sie den Extraktionsvorgang durch eine Drehung erneut. Extrahieren Sie all das Gute aus den Zutaten bis alles gleichmäßig flüssig ist (rund 20 Sekunden). ***Öffnen und genießen!***

---

# Die Rucola Schöpfung

*Zutaten*

40 Gramm Rucola/Arugura Salat
40 Gramm Salatblätter
120 Gramm Kirschen (entkernt)
120 Gramm geschnittener Sellerie
22 Gramm Kürbiskerne
100 ml Vollmilch
100 ml Magermilch Crème Fraiche Light

*Proteine 12g, Fett 29g, Kohlenhydrate 32g, Ballaststoffe 7g, 464 Kcal*

*Zubereitung*

Geben Sie die Nüsse, Samen oder Kerne in den großen Behälter. Schrauben Sie die NutriBullet Extraktor-Klingen an der Oberseite des Behälters an. Drehen Sie den Behältern nun um, verbinden Sie ihn mit der NutriBullet Power Base Basiseinheit und starten Sie den Extraktionsvorgang durch eine Drehung. Extrahieren Sie für 30 Sekunden. Geben Sie den Rest der festen Zutaten in den Behälter und drücken alles unter der MAX Linie zusammen. Füllen Sie dann den Behälter mit der jeweiligen Flüssigkeit auf. Schrauben Sie die NutriBullet™ Extraktor-Klingen an der Oberseite des Behälters an. Drehen Sie den Behältern nun um, verbinden Sie ihn mit der NutriBullet Power Base Basiseinheit und starten Sie den Extraktionsvorgang durch eine Drehung erneut. Extrahieren Sie all das Gute aus den Zutaten bis alles gleichmäßig flüssig ist (rund 20 Sekunden). ***Öffnen und genießen!***

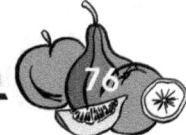

# Erdnuss-Fenchel Extrakt

## Zutaten

40 Gramm Fenchel
40 Gramm Spinat
120 Gramm Pflaumenhälften
120 Gramm geschnittene Karotten
30 Gramm Erdnüsse
100 ml Mandelmilch (Ungesüßt)
100 ml Griechisches Joghurt

*Proteine 16g, Fett 26g, Kohlenhydrate 30g, Ballaststoffe 10g, 434 Kcal*

## Zubereitung

Geben Sie die Nüsse, Samen oder Kerne in den großen Behälter. Schrauben Sie die NutriBullet Extraktor-Klingen an der Oberseite des Behälters an. Drehen Sie den Behältern nun um, verbinden Sie ihn mit der NutriBullet Power Base Basiseinheit und starten Sie den Extraktionsvorgang durch eine Drehung. Extrahieren Sie für 30 Sekunden. Geben Sie den Rest der festen Zutaten in den Behälter und drücken alles unter der MAX Linie zusammen. Füllen Sie dann den Behälter mit der jeweiligen Flüssigkeit auf. Schrauben Sie die NutriBullet™ Extraktor-Klingen an der Oberseite des Behälters an. Drehen Sie den Behältern nun um, verbinden Sie ihn mit der NutriBullet Power Base Basiseinheit und starten Sie den Extraktionsvorgang durch eine Drehung erneut. Extrahieren Sie all das Gute aus den Zutaten bis alles gleichmäßig flüssig ist (rund 20 Sekunden). ***Öffnen und genießen!***

# Grüner Paprika Arie

## Zutaten

40 Gramm Kohlblätter gezupft
40 Gramm Grünkohl
120 Gramm Melonenstücke
120 Gramm geschnittene Grüne Paprika
30 Gramm Walnüsse
200 ml Kokosnussmilch

*Proteine 8g, Fett 22g, Kohlenhydrate 23g, Ballaststoffe 7g, 327 Kcal*

## Zubereitung

Geben Sie die Nüsse, Samen oder Kerne in den großen Behälter. Schrauben Sie die NutriBullet Extraktor-Klingen an der Oberseite des Behälters an. Drehen Sie den Behältern nun um, verbinden Sie ihn mit der NutriBullet Power Base Basiseinheit und starten Sie den Extraktionsvorgang durch eine Drehung. Extrahieren Sie für 30 Sekunden. Geben Sie den Rest der festen Zutaten in den Behälter und drücken alles unter der MAX Linie zusammen. Füllen Sie dann den Behälter mit der jeweiligen Flüssigkeit auf. Schrauben Sie die NutriBullet™ Extraktor-Klingen an der Oberseite des Behälters an. Drehen Sie den Behältern nun um, verbinden Sie ihn mit der NutriBullet Power Base Basiseinheit und starten Sie den Extraktionsvorgang durch eine Drehung erneut. Extrahieren Sie all das Gute aus den Zutaten bis alles gleichmäßig flüssig ist (rund 20 Sekunden). ***Öffnen und genießen!***

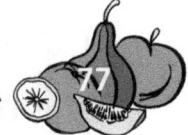

# Schwertbohne-Avocado Twist

### Zutaten

40 Gramm Rotkohl oder Weißkohl
40 Gramm Minze
120 Gramm Avocado Stücke
120 Gramm geschnittene Schwertbohne
30 Gramm Haselnüsse
100 ml Haselnussmilch
100 ml Griechisches Joghurt

**Proteine 16g, Fett 48g, Kohlenhydrate 19g, Ballaststoffe 17g, 594 Kcal**

### Zubereitung

Geben Sie die Nüsse, Samen oder Kerne in den großen Behälter. Schrauben Sie die NutriBullet Extraktor-Klingen an der Oberseite des Behälters an. Drehen Sie den Behältern nun um, verbinden Sie ihn mit der NutriBullet Power Base Basiseinheit und starten Sie den Extraktionsvorgang durch eine Drehung. Extrahieren Sie für 30 Sekunden. Geben Sie den Rest der festen Zutaten in den Behälter und drücken alles unter der MAX Linie zusammen. Füllen Sie dann den Behälter mit der jeweiligen Flüssigkeit auf. Schrauben Sie die NutriBullet™ Extraktor-Klingen an der Oberseite des Behälters an. Drehen Sie den Behältern nun um, verbinden Sie ihn mit der NutriBullet Power Base Basiseinheit und starten Sie den Extraktionsvorgang durch eine Drehung erneut. Extrahieren Sie all das Gute aus den Zutaten bis alles gleichmäßig flüssig ist (rund 20 Sekunden). **Öffnen und genießen!**

# Brunnenkresse liebt Mandel

### Zutaten

40 Gramm Brunnenkresse
40 Gramm Senfkohl
120 Gramm Bananenscheiben
120 Gramm geschnittene Salatgurke
30 Gramm Mandeln
200 ml Crème Fraiche mager

**Proteine 10g, Fett 47g, Kohlenhydrate 40g, Ballaststoffe 8g, 645 Kcal**

### Zubereitung

Geben Sie die Nüsse, Samen oder Kerne in den großen Behälter. Schrauben Sie die NutriBullet Extraktor-Klingen an der Oberseite des Behälters an. Drehen Sie den Behältern nun um, verbinden Sie ihn mit der NutriBullet Power Base Basiseinheit und starten Sie den Extraktionsvorgang durch eine Drehung. Extrahieren Sie für 30 Sekunden. Geben Sie den Rest der festen Zutaten in den Behälter und drücken alles unter der MAX Linie zusammen. Füllen Sie dann den Behälter mit der jeweiligen Flüssigkeit auf. Schrauben Sie die NutriBullet™ Extraktor-Klingen an der Oberseite des Behälters an. Drehen Sie den Behältern nun um, verbinden Sie ihn mit der NutriBullet Power Base Basiseinheit und starten Sie den Extraktionsvorgang durch eine Drehung erneut. Extrahieren Sie all das Gute aus den Zutaten bis alles gleichmäßig flüssig ist (rund 20 Sekunden). **Öffnen und genießen!**

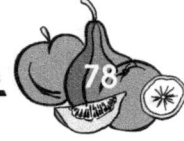

# Granatapfel Zaubertrank

*Zutaten*

40 Gramm Kohlblätter gezupft
40 Gramm Grünkohl
120 Gramm Granatapfelsamen
120 Gramm geschnittene Tomaten
30 Gramm Cashew-Nüsse
200 ml Vollmilch

*Proteine 17g, Fett 23g, Kohlenhydrate 40g, Ballaststoffe 9g, 439 Kcal*

*Zubereitung*

Geben Sie die Nüsse, Samen oder Kerne in den großen Behälter. Schrauben Sie die NutriBullet Extraktor-Klingen an der Oberseite des Behälters an. Drehen Sie den Behältern nun um, verbinden Sie ihn mit der NutriBullet Power Base Basiseinheit und starten Sie den Extraktionsvorgang durch eine Drehung. Extrahieren Sie für 30 Sekunden. Geben Sie den Rest der festen Zutaten in den Behälter und drücken alles unter der MAX Linie zusammen. Füllen Sie dann den Behälter mit der jeweiligen Flüssigkeit auf. Schrauben Sie die NutriBullet™ Extraktor-Klingen an der Oberseite des Behälters an. Drehen Sie den Behältern nun um, verbinden Sie ihn mit der NutriBullet Power Base Basiseinheit und starten Sie den Extraktionsvorgang durch eine Drehung erneut. Extrahieren Sie all das Gute aus den Zutaten bis alles gleichmäßig flüssig ist (rund 20 Sekunden). **Öffnen und genießen!**

---

# Clementine umgarnt Walnuss

*Zutaten*

40 Gramm Salatblätter
40 Gramm Senfkohl
120 Gramm Clementinenacheiben
120 Gramm gewürfelte Rübe
30 Gramm Walnüsse
200 ml Wasser

*Proteine 8g, Fett 20g, Kohlenhydrate 21g, Ballaststoffe 7g, 298 Kcal*

*Zubereitung*

Geben Sie die Nüsse, Samen oder Kerne in den großen Behälter. Schrauben Sie die NutriBullet Extraktor-Klingen an der Oberseite des Behälters an. Drehen Sie den Behältern nun um, verbinden Sie ihn mit der NutriBullet Power Base Basiseinheit und starten Sie den Extraktionsvorgang durch eine Drehung. Extrahieren Sie für 30 Sekunden. Geben Sie den Rest der festen Zutaten in den Behälter und drücken alles unter der MAX Linie zusammen. Füllen Sie dann den Behälter mit der jeweiligen Flüssigkeit auf. Schrauben Sie die NutriBullet™ Extraktor-Klingen an der Oberseite des Behälters an. Drehen Sie den Behältern nun um, verbinden Sie ihn mit der NutriBullet Power Base Basiseinheit und starten Sie den Extraktionsvorgang durch eine Drehung erneut. Extrahieren Sie all das Gute aus den Zutaten bis alles gleichmäßig flüssig ist (rund 20 Sekunden). **Öffnen und genießen!**

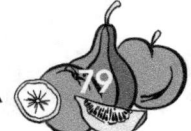

# Kiwi Kuss

### Zutaten

40 Gramm Brunnenkresse
40 Gramm Brokkoli Röschen
120 Gramm Kiwischeiben
120 Gramm geschnittene Gelbe Paprika
22 Gramm Sonnenblumenkerne geschält
200 ml Griechisches Joghurt

**Proteine 17g, Fett 31g, Kohlenhydrate 35g, Ballaststoffe 7g, 487 Kcal**

### Zubereitung

Geben Sie die Nüsse, Samen oder Kerne in den großen Behälter. Schrauben Sie die NutriBullet Extraktor-Klingen an der Oberseite des Behälters an. Drehen Sie den Behältern nun um, verbinden Sie ihn mit der NutriBullet Power Base Basiseinheit und starten Sie den Extraktionsvorgang durch eine Drehung. Extrahieren Sie für 30 Sekunden. Geben Sie den Rest der festen Zutaten in den Behälter und drücken alles unter der MAX Linie zusammen. Füllen Sie dann den Behälter mit der jeweiligen Flüssigkeit auf. Schrauben Sie die NutriBullet™ Extraktor-Klingen an der Oberseite des Behälters an. Drehen Sie den Behältern nun um, verbinden Sie ihn mit der NutriBullet Power Base Basiseinheit und starten Sie den Extraktionsvorgang durch eine Drehung erneut. Extrahieren Sie all das Gute aus den Zutaten bis alles gleichmäßig flüssig ist (rund 20 Sekunden). **Öffnen und genießen!**

---

# Minze trifft Schwarzbeere

### Zutaten

40 Gramm Spinat
40 Gramm Minze
120 Gramm Schwarzbeeren
120 Gramm geschnittene Rote Paprika
22 Gramm Sesamkerne geschält
100 ml Mandelmilch (Ungesüßt)
100 ml Griechisches Joghurt

**Proteine 13g, Fett 25g, Kohlenhydrate 26g, Ballaststoffe 11g, 401 Kcal**

### Zubereitung

Geben Sie die Nüsse, Samen oder Kerne in den großen Behälter. Schrauben Sie die NutriBullet Extraktor-Klingen an der Oberseite des Behälters an. Drehen Sie den Behältern nun um, verbinden Sie ihn mit der NutriBullet Power Base Basiseinheit und starten Sie den Extraktionsvorgang durch eine Drehung. Extrahieren Sie für 30 Sekunden. Geben Sie den Rest der festen Zutaten in den Behälter und drücken alles unter der MAX Linie zusammen. Füllen Sie dann den Behälter mit der jeweiligen Flüssigkeit auf. Schrauben Sie die NutriBullet™ Extraktor-Klingen an der Oberseite des Behälters an. Drehen Sie den Behältern nun um, verbinden Sie ihn mit der NutriBullet Power Base Basiseinheit und starten Sie den Extraktionsvorgang durch eine Drehung erneut. Extrahieren Sie all das Gute aus den Zutaten bis alles gleichmäßig flüssig ist (rund 20 Sekunden). **Öffnen und genießen!**

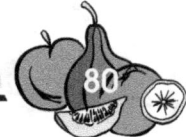

# Rotkohl Kürbiskerne

## *Zutaten*

40 Gramm Fenchel
40 Gramm Rotkohl oder Weißkohl
120 Gramm Orangenstücke
120 Gramm geschnittene Karotten
22 Gramm Kürbiskerne
200 ml Mandelmilch (ungesüßt)

**Proteine 9g, Fett 12g, Kohlenhydrate 25g, Ballaststoffe 10g, 280 Kcal**

## *Zubereitung*

Geben Sie die Nüsse, Samen oder Kerne in den großen Behälter. Schrauben Sie die NutriBullet Extraktor-Klingen an der Oberseite des Behälters an. Drehen Sie den Behältern nun um, verbinden Sie ihn mit der NutriBullet Power Base Basiseinheit und starten Sie den Extraktionsvorgang durch eine Drehung. Extrahieren Sie für 30 Sekunden. Geben Sie den Rest der festen Zutaten in den Behälter und drücken alles unter der MAX Linie zusammen. Füllen Sie dann den Behälter mit der jeweiligen Flüssigkeit auf. Schrauben Sie die NutriBullet™ Extraktor-Klingen an der Oberseite des Behälters an. Drehen Sie den Behältern nun um, verbinden Sie ihn mit der NutriBullet Power Base Basiseinheit und starten Sie den Extraktionsvorgang durch eine Drehung erneut. Extrahieren Sie all das Gute aus den Zutaten bis alles gleichmäßig flüssig ist (rund 20 Sekunden). *Öffnen und genießen!*

---

# Dörrpflaumen Concerto

## *Zutaten*

40 Gramm Rucola/Arugura Salat
40 Gramm Spinat
120 Gramm Dörrpflaumen (entkernt)
120 Gramm geschnittene Schwertbohne
22 Gramm Leinsamensamen
200 ml Haselnussmilch

**Proteine 12g, Fett 14g, Kohlenhydrate 45g, Ballaststoffe 17g, 400 Kcal**

## *Zubereitung*

Geben Sie die Nüsse, Samen oder Kerne in den großen Behälter. Schrauben Sie die NutriBullet Extraktor-Klingen an der Oberseite des Behälters an. Drehen Sie den Behältern nun um, verbinden Sie ihn mit der NutriBullet Power Base Basiseinheit und starten Sie den Extraktionsvorgang durch eine Drehung. Extrahieren Sie für 30 Sekunden. Geben Sie den Rest der festen Zutaten in den Behälter und drücken alles unter der MAX Linie zusammen. Füllen Sie dann den Behälter mit der jeweiligen Flüssigkeit auf. Schrauben Sie die NutriBullet™ Extraktor-Klingen an der Oberseite des Behälters an. Drehen Sie den Behältern nun um, verbinden Sie ihn mit der NutriBullet Power Base Basiseinheit und starten Sie den Extraktionsvorgang durch eine Drehung erneut. Extrahieren Sie all das Gute aus den Zutaten bis alles gleichmäßig flüssig ist (rund 20 Sekunden). *Öffnen und genießen!*

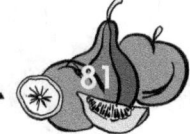

# Salat-Brombeer-Mix

*Zutaten*

40 Gramm Senfkohl
40 Gramm Salatblätter
120 Gramm Brombeeren
120 Gramm geschnittene Salatgurke
30 Gramm Erdnüsse
100 ml Kokosnussmilch
100 ml Griechisches Joghurt

*Proteine 16g, Fett 26g, Kohlenhydrate 18g, Ballaststoffe 11g, 393 Kcal*

*Zubereitung*

Geben Sie die Nüsse, Samen oder Kerne in den großen Behälter. Schrauben Sie die NutriBullet Extraktor-Klingen an der Oberseite des Behälters an. Drehen Sie den Behältern nun um, verbinden Sie ihn mit der NutriBullet Power Base Basiseinheit und starten Sie den Extraktionsvorgang durch eine Drehung. Extrahieren Sie für 30 Sekunden. Geben Sie den Rest der festen Zutaten in den Behälter und drücken alles unter der MAX Linie zusammen. Füllen Sie dann den Behälter mit der jeweiligen Flüssigkeit auf. Schrauben Sie die NutriBullet™ Extraktor-Klingen an der Oberseite des Behälters an. Drehen Sie den Behältern nun um, verbinden Sie ihn mit der NutriBullet Power Base Basiseinheit und starten Sie den Extraktionsvorgang durch eine Drehung erneut. Extrahieren Sie all das Gute aus den Zutaten bis alles gleichmäßig flüssig ist (rund 20 Sekunden). ***Öffnen und genießen!***

---

# Apfel Überraschung

*Zutaten*

80 Gramm Brunnenkresse
120 Gramm Apfelscheiben
120 Gramm gewürfelte Kohlrübe
30 Gramm Pecan-Nüsse
100 ml Vollmilch
100 ml Magermilch Crème Fraiche Light

*Proteine 9g, Fett 41g, Kohlenhydrate 32g, Ballaststoffe 8g, 546 Kcal*

*Zubereitung*

Geben Sie die Nüsse, Samen oder Kerne in den großen Behälter. Schrauben Sie die NutriBullet Extraktor-Klingen an der Oberseite des Behälters an. Drehen Sie den Behältern nun um, verbinden Sie ihn mit der NutriBullet Power Base Basiseinheit und starten Sie den Extraktionsvorgang durch eine Drehung. Extrahieren Sie für 30 Sekunden. Geben Sie den Rest der festen Zutaten in den Behälter und drücken alles unter der MAX Linie zusammen. Füllen Sie dann den Behälter mit der jeweiligen Flüssigkeit auf. Schrauben Sie die NutriBullet™ Extraktor-Klingen an der Oberseite des Behälters an. Drehen Sie den Behältern nun um, verbinden Sie ihn mit der NutriBullet Power Base Basiseinheit und starten Sie den Extraktionsvorgang durch eine Drehung erneut. Extrahieren Sie all das Gute aus den Zutaten bis alles gleichmäßig flüssig ist (rund 20 Sekunden). ***Öffnen und genießen!***

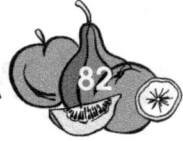

# Ananas Wirbel

*Zutaten*

80 Gramm Fenchel
120 Gramm Ananasstücke
120 Gramm geschnittene Grüne Paprika
30 Gramm Para-Nüsse
200 ml Haselnussmilch

*Proteine 8g, Fett 24g, Kohlenhydrate 28g, Ballaststoffe 9g, 364 Kcal*

*Zubereitung*

Geben Sie die Nüsse, Samen oder Kerne in den großen Behälter. Schrauben Sie die NutriBullet Extraktor-Klingen an der Oberseite des Behälters an. Drehen Sie den Behältern nun um, verbinden Sie ihn mit der NutriBullet Power Base Basiseinheit und starten Sie den Extraktionsvorgang durch eine Drehung. Extrahieren Sie für 30 Sekunden. Geben Sie den Rest der festen Zutaten in den Behälter und drücken alles unter der MAX Linie zusammen. Füllen Sie dann den Behälter mit der jeweiligen Flüssigkeit auf. Schrauben Sie die NutriBullet™ Extraktor-Klingen an der Oberseite des Behälters an. Drehen Sie den Behältern nun um, verbinden Sie ihn mit der NutriBullet Power Base Basiseinheit und starten Sie den Extraktionsvorgang durch eine Drehung erneut. Extrahieren Sie all das Gute aus den Zutaten bis alles gleichmäßig flüssig ist (rund 20 Sekunden). ***Öffnen und genießen!***

---

# Brunnenkresse umschmeichelt Chia

*Zutaten*

40 Gramm Minze
40 Gramm Brunnenkresse
120 Gramm Mandarinenscheiben
120 Gramm Rettich
22 Gramm Chia-Samen
100 ml Haselnussmilch
100 ml Griechisches Joghurt

*Proteine 12g, Fett 19g, Kohlenhydrate 27g, Ballaststoffe 15g, 365 Kcal*

*Zubereitung*

Geben Sie die Nüsse, Samen oder Kerne in den großen Behälter. Schrauben Sie die NutriBullet Extraktor-Klingen an der Oberseite des Behälters an. Drehen Sie den Behältern nun um, verbinden Sie ihn mit der NutriBullet Power Base Basiseinheit und starten Sie den Extraktionsvorgang durch eine Drehung. Extrahieren Sie für 30 Sekunden. Geben Sie den Rest der festen Zutaten in den Behälter und drücken alles unter der MAX Linie zusammen. Füllen Sie dann den Behälter mit der jeweiligen Flüssigkeit auf. Schrauben Sie die NutriBullet™ Extraktor-Klingen an der Oberseite des Behälters an. Drehen Sie den Behältern nun um, verbinden Sie ihn mit der NutriBullet Power Base Basiseinheit und starten Sie den Extraktionsvorgang durch eine Drehung erneut. Extrahieren Sie all das Gute aus den Zutaten bis alles gleichmäßig flüssig ist (rund 20 Sekunden). ***Öffnen und genießen!***

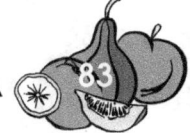

# Blumenkohl Verführung

### Zutaten

40 Gramm Grünkohl
40 Gramm Rotkohl oder Weißkohl
120 Gramm Mango Scheiben
120 Gramm geschnittene Blumenkohlrosen
22 Gramm Kürbiskerne
200 ml Crème Fraiche mager

**Proteine 10g, Fett 41g, Kohlenhydrate 36g, Ballaststoffe 7g, 586 Kcal**

### Zubereitung

Geben Sie die Nüsse, Samen oder Kerne in den großen Behälter. Schrauben Sie die NutriBullet Extraktor-Klingen an der Oberseite des Behälters an. Drehen Sie den Behältern nun um, verbinden Sie ihn mit der NutriBullet Power Base Basiseinheit und starten Sie den Extraktionsvorgang durch eine Drehung. Extrahieren Sie für 30 Sekunden. Geben Sie den Rest der festen Zutaten in den Behälter und drücken alles unter der MAX Linie zusammen. Füllen Sie dann den Behälter mit der jeweiligen Flüssigkeit auf. Schrauben Sie die NutriBullet™ Extraktor-Klingen an der Oberseite des Behälters an. Drehen Sie den Behältern nun um, verbinden Sie ihn mit der NutriBullet Power Base Basiseinheit und starten Sie den Extraktionsvorgang durch eine Drehung erneut. Extrahieren Sie all das Gute aus den Zutaten bis alles gleichmäßig flüssig ist (rund 20 Sekunden). ***Öffnen und genießen!***

---

# Brokkoli-Chia Utopia

### Zutaten

80 Gramm Brokkoli Röschen
120 Gramm Birnenscheiben
120 Gramm geschnittene Zucchini
22 Gramm Chia-Samen
100 ml Vollmilch
100 ml Magermilch Crème Fraiche Light

**Proteine 11g, Fett 26g, Kohlenhydrate 33g, Ballaststoffe 15g, 455 Kcal**

### Zubereitung

Geben Sie die Nüsse, Samen oder Kerne in den großen Behälter. Schrauben Sie die NutriBullet Extraktor-Klingen an der Oberseite des Behälters an. Drehen Sie den Behältern nun um, verbinden Sie ihn mit der NutriBullet Power Base Basiseinheit und starten Sie den Extraktionsvorgang durch eine Drehung. Extrahieren Sie für 30 Sekunden. Geben Sie den Rest der festen Zutaten in den Behälter und drücken alles unter der MAX Linie zusammen. Füllen Sie dann den Behälter mit der jeweiligen Flüssigkeit auf. Schrauben Sie die NutriBullet™ Extraktor-Klingen an der Oberseite des Behälters an. Drehen Sie den Behältern nun um, verbinden Sie ihn mit der NutriBullet Power Base Basiseinheit und starten Sie den Extraktionsvorgang durch eine Drehung erneut. Extrahieren Sie all das Gute aus den Zutaten bis alles gleichmäßig flüssig ist (rund 20 Sekunden). ***Öffnen und genießen!***

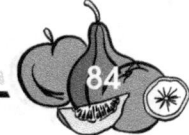

# Grünkohl Garten

*Zutaten*

80 Gramm Grünkohl
120 Gramm Wassermelonenstücke
120 Gramm geschnittenes Süßgras
22 Gramm Sonnenblumenkerne geschält
100 ml Kokosnussmilch
100 ml Griechisches Joghurt

*Proteine 12g, Fett 21g, Kohlenhydrate 31g, Ballaststoffe 6g, 365 Kcal*

*Zubereitung*

Geben Sie die Nüsse, Samen oder Kerne in den großen Behälter. Schrauben Sie die NutriBullet Extraktor-Klingen an der Oberseite des Behälters an. Drehen Sie den Behältern nun um, verbinden Sie ihn mit der NutriBullet Power Base Basiseinheit und starten Sie den Extraktionsvorgang durch eine Drehung. Extrahieren Sie für 30 Sekunden. Geben Sie den Rest der festen Zutaten in den Behälter und drücken alles unter der MAX Linie zusammen. Füllen Sie dann den Behälter mit der jeweiligen Flüssigkeit auf. Schrauben Sie die NutriBullet™ Extraktor-Klingen an der Oberseite des Behälters an. Drehen Sie den Behältern nun um, verbinden Sie ihn mit der NutriBullet Power Base Basiseinheit und starten Sie den Extraktionsvorgang durch eine Drehung erneut. Extrahieren Sie all das Gute aus den Zutaten bis alles gleichmäßig flüssig ist (rund 20 Sekunden). *Öffnen und genießen!*

---

# Ribisel-Brunnenkresse Gesang

*Zutaten*

80 Gramm Brunnenkresse
120 Gramm Ribiseln
30 Gramm Cashew-Nüsse
200 ml Griechisches Joghurt

*Proteine 19g, Fett 33g, Kohlenhydrate 31g, Ballaststoffe 9g, 503 Kcal*

*Zubereitung*

Geben Sie die Nüsse, Samen oder Kerne in den großen Behälter. Schrauben Sie die NutriBullet Extraktor-Klingen an der Oberseite des Behälters an. Drehen Sie den Behältern nun um, verbinden Sie ihn mit der NutriBullet Power Base Basiseinheit und starten Sie den Extraktionsvorgang durch eine Drehung. Extrahieren Sie für 30 Sekunden. Geben Sie den Rest der festen Zutaten in den Behälter und drücken alles unter der MAX Linie zusammen. Füllen Sie dann den Behälter mit der jeweiligen Flüssigkeit auf. Schrauben Sie die NutriBullet™ Extraktor-Klingen an der Oberseite des Behälters an. Drehen Sie den Behältern nun um, verbinden Sie ihn mit der NutriBullet Power Base Basiseinheit und starten Sie den Extraktionsvorgang durch eine Drehung erneut. Extrahieren Sie all das Gute aus den Zutaten bis alles gleichmäßig flüssig ist (rund 20 Sekunden). *Öffnen und genießen!*

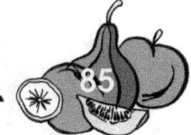

# Nektarine küsst Mandel

## Zutaten

80 Gramm Rotkohl oder Weißkohl
120 Gramm Nektarinenstücke
120 Gramm geschnittene Tomaten
30 Gramm Mandeln
200 ml Vollmilch

**Proteine 16g, Fett 24g, Kohlenhydrate 30g, Ballaststoffe 8g, 404 Kcal**

## Zubereitung

Geben Sie die Nüsse, Samen oder Kerne in den großen Behälter. Schrauben Sie die NutriBullet Extraktor-Klingen an der Oberseite des Behälters an. Drehen Sie den Behältern nun um, verbinden Sie ihn mit der NutriBullet Power Base Basiseinheit und starten Sie den Extraktionsvorgang durch eine Drehung. Extrahieren Sie für 30 Sekunden. Geben Sie den Rest der festen Zutaten in den Behälter und drücken alles unter der MAX Linie zusammen. Füllen Sie dann den Behälter mit der jeweiligen Flüssigkeit auf. Schrauben Sie die NutriBullet™ Extraktor-Klingen an der Oberseite des Behälters an. Drehen Sie den Behältern nun um, verbinden Sie ihn mit der NutriBullet Power Base Basiseinheit und starten Sie den Extraktionsvorgang durch eine Drehung erneut. Extrahieren Sie all das Gute aus den Zutaten bis alles gleichmäßig flüssig ist (rund 20 Sekunden). **Öffnen und genießen!**

---

# Kohl betört Grapefruit

## Zutaten

40 Gramm Brokkoli Röschen
40 Gramm Kohlblätter gezupft
120 Gramm Grapefruit-Stücke
120 Gramm gewürfelte Rübe
30 Gramm Walnüsse
200 ml Kokosnussmilch

**Proteine 9g, Fett 22g, Kohlenhydrate 24g, Ballaststoffe 7g, 335 Kcal**

## Zubereitung

Geben Sie die Nüsse, Samen oder Kerne in den großen Behälter. Schrauben Sie die NutriBullet Extraktor-Klingen an der Oberseite des Behälters an. Drehen Sie den Behältern nun um, verbinden Sie ihn mit der NutriBullet Power Base Basiseinheit und starten Sie den Extraktionsvorgang durch eine Drehung. Extrahieren Sie für 30 Sekunden. Geben Sie den Rest der festen Zutaten in den Behälter und drücken alles unter der MAX Linie zusammen. Füllen Sie dann den Behälter mit der jeweiligen Flüssigkeit auf. Schrauben Sie die NutriBullet™ Extraktor-Klingen an der Oberseite des Behälters an. Drehen Sie den Behältern nun um, verbinden Sie ihn mit der NutriBullet Power Base Basiseinheit und starten Sie den Extraktionsvorgang durch eine Drehung erneut. Extrahieren Sie all das Gute aus den Zutaten bis alles gleichmäßig flüssig ist (rund 20 Sekunden). **Öffnen und genießen!**

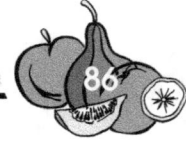

# Guave Wunder

## *Zutaten*

40 Gramm Fenchel
40 Gramm Rucola/Arugura Salat
120 Gramm Guave
120 Gramm gewürfelte Rote Beete
30 Gramm Pecan-Nüsse
100 ml Mandelmilch (Ungesüßt)
100 ml Griechisches Joghurt

**Proteine 13g, Fett 34g, Kohlenhydrate 28g, Ballaststoffe 15g, 496 Kcal**

## *Zubereitung*

Geben Sie die Nüsse, Samen oder Kerne in den großen Behälter. Schrauben Sie die NutriBullet Extraktor-Klingen an der Oberseite des Behälters an. Drehen Sie den Behältern nun um, verbinden Sie ihn mit der NutriBullet Power Base Basiseinheit und starten Sie den Extraktionsvorgang durch eine Drehung. Extrahieren Sie für 30 Sekunden. Geben Sie den Rest der festen Zutaten in den Behälter und drücken alles unter der MAX Linie zusammen. Füllen Sie dann den Behälter mit der jeweiligen Flüssigkeit auf. Schrauben Sie die NutriBullet™ Extraktor-Klingen an der Oberseite des Behälters an. Drehen Sie den Behältern nun um, verbinden Sie ihn mit der NutriBullet Power Base Basiseinheit und starten Sie den Extraktionsvorgang durch eine Drehung erneut. Extrahieren Sie all das Gute aus den Zutaten bis alles gleichmäßig flüssig ist (rund 20 Sekunden). ***Öffnen und genießen!***

---

# Brunnenkresse umarmt Apfel

## *Zutaten*

40 Gramm Brunnenkresse
40 Gramm Salatblätter
120 Gramm Apfelscheiben
120 Gramm geschnittener Sellerie
22 Gramm Leinsamensamen
200 ml Wasser

**Proteine 7g, Fett 10g, Kohlenhydrate 16g, Ballaststoffe 12g, 210 Kcal**

## *Zubereitung*

Geben Sie die Nüsse, Samen oder Kerne in den großen Behälter. Schrauben Sie die NutriBullet Extraktor-Klingen an der Oberseite des Behälters an. Drehen Sie den Behältern nun um, verbinden Sie ihn mit der NutriBullet Power Base Basiseinheit und starten Sie den Extraktionsvorgang durch eine Drehung. Extrahieren Sie für 30 Sekunden. Geben Sie den Rest der festen Zutaten in den Behälter und drücken alles unter der MAX Linie zusammen. Füllen Sie dann den Behälter mit der jeweiligen Flüssigkeit auf. Schrauben Sie die NutriBullet™ Extraktor-Klingen an der Oberseite des Behälters an. Drehen Sie den Behältern nun um, verbinden Sie ihn mit der NutriBullet Power Base Basiseinheit und starten Sie den Extraktionsvorgang durch eine Drehung erneut. Extrahieren Sie all das Gute aus den Zutaten bis alles gleichmäßig flüssig ist (rund 20 Sekunden). ***Öffnen und genießen!***

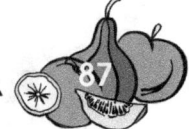

# Granatapfel-Rote Beete Tornado

## Zutaten

40 Gramm Grünkohl
40 Gramm Minze
120 Gramm Granatapfelsamen
120 Gramm gewürfelte Rote Beete
30 Gramm Para-Nüsse
200 ml Mandelmilch (ungesüßt)

**Proteine 11g, Fett 24g, Kohlenhydrate 29g, Ballaststoffe 15g, 402 Kcal**

## Zubereitung

Geben Sie die Nüsse, Samen oder Kerne in den großen Behälter. Schrauben Sie die NutriBullet Extraktor-Klingen an der Oberseite des Behälters an. Drehen Sie den Behältern nun um, verbinden Sie ihn mit der NutriBullet Power Base Basiseinheit und starten Sie den Extraktionsvorgang durch eine Drehung. Extrahieren Sie für 30 Sekunden. Geben Sie den Rest der festen Zutaten in den Behälter und drücken alles unter der MAX Linie zusammen. Füllen Sie dann den Behälter mit der jeweiligen Flüssigkeit auf. Schrauben Sie die NutriBullet™ Extraktor-Klingen an der Oberseite des Behälters an. Drehen Sie den Behältern nun um, verbinden Sie ihn mit der NutriBullet Power Base Basiseinheit und starten Sie den Extraktionsvorgang durch eine Drehung erneut. Extrahieren Sie all das Gute aus den Zutaten bis alles gleichmäßig flüssig ist (rund 20 Sekunden). ***Öffnen und genießen!***

---

# Kohl-Mango Bonanza

## Zutaten

40 Gramm Kohlblätter gezupft
40 Gramm Spinat
120 Gramm Mango Scheiben
120 Gramm gewürfelte Kohlrübe
30 Gramm Haselnüsse
200 ml Kokosnussmilch

**Proteine 9g, Fett 22g, Kohlenhydrate 31g, Ballaststoffe 9g, 358 Kcal**

## Zubereitung

Geben Sie die Nüsse, Samen oder Kerne in den großen Behälter. Schrauben Sie die NutriBullet Extraktor-Klingen an der Oberseite des Behälters an. Drehen Sie den Behältern nun um, verbinden Sie ihn mit der NutriBullet Power Base Basiseinheit und starten Sie den Extraktionsvorgang durch eine Drehung. Extrahieren Sie für 30 Sekunden. Geben Sie den Rest der festen Zutaten in den Behälter und drücken alles unter der MAX Linie zusammen. Füllen Sie dann den Behälter mit der jeweiligen Flüssigkeit auf. Schrauben Sie die NutriBullet™ Extraktor-Klingen an der Oberseite des Behälters an. Drehen Sie den Behältern nun um, verbinden Sie ihn mit der NutriBullet Power Base Basiseinheit und starten Sie den Extraktionsvorgang durch eine Drehung erneut. Extrahieren Sie all das Gute aus den Zutaten bis alles gleichmäßig flüssig ist (rund 20 Sekunden). ***Öffnen und genießen!***

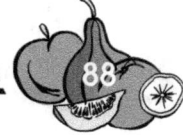

# Rotkohl-Birne Belohnung

## Zutaten

40 Gramm Rucola/Arugura Salat
40 Gramm Rotkohl oder Weißkohl
120 Gramm Birnenscheiben
120 Gramm geschnittene Karotten
22 Gramm Sesamkerne geschält
200 ml Vollmilch

*Proteine 13g, Fett 21g, Kohlenhydrate 36g, Ballaststoffe 10g, 395 Kcal*

## Zubereitung

Geben Sie die Nüsse, Samen oder Kerne in den großen Behälter. Schrauben Sie die NutriBullet Extraktor-Klingen an der Oberseite des Behälters an. Drehen Sie den Behältern nun um, verbinden Sie ihn mit der NutriBullet Power Base Basiseinheit und starten Sie den Extraktionsvorgang durch eine Drehung. Extrahieren Sie für 30 Sekunden. Geben Sie den Rest der festen Zutaten in den Behälter und drücken alles unter der MAX Linie zusammen. Füllen Sie dann den Behälter mit der jeweiligen Flüssigkeit auf. Schrauben Sie die NutriBullet™ Extraktor-Klingen an der Oberseite des Behälters an. Drehen Sie den Behältern nun um, verbinden Sie ihn mit der NutriBullet Power Base Basiseinheit und starten Sie den Extraktionsvorgang durch eine Drehung erneut. Extrahieren Sie all das Gute aus den Zutaten bis alles gleichmäßig flüssig ist (rund 20 Sekunden). *Öffnen und genießen!*

---

# Schwarzbeere herzt Gelber Paprika

## Zutaten

40 Gramm Fenchel
40 Gramm Brokkoli Röschen
120 Gramm Schwarzbeeren
120 Gramm geschnittene Gelbe Paprika
30 Gramm Erdnüsse
100 ml Haselnussmilch
100 ml Griechisches Joghurt

*Proteine 16g, Fett 27g, Kohlenhydrate 34g, Ballaststoffe 9g, 450 Kcal*

## Zubereitung

Geben Sie die Nüsse, Samen oder Kerne in den großen Behälter. Schrauben Sie die NutriBullet Extraktor-Klingen an der Oberseite des Behälters an. Drehen Sie den Behältern nun um, verbinden Sie ihn mit der NutriBullet Power Base Basiseinheit und starten Sie den Extraktionsvorgang durch eine Drehung. Extrahieren Sie für 30 Sekunden. Geben Sie den Rest der festen Zutaten in den Behälter und drücken alles unter der MAX Linie zusammen. Füllen Sie dann den Behälter mit der jeweiligen Flüssigkeit auf. Schrauben Sie die NutriBullet™ Extraktor-Klingen an der Oberseite des Behälters an. Drehen Sie den Behältern nun um, verbinden Sie ihn mit der NutriBullet Power Base Basiseinheit und starten Sie den Extraktionsvorgang durch eine Drehung erneut. Extrahieren Sie all das Gute aus den Zutaten bis alles gleichmäßig flüssig ist (rund 20 Sekunden). *Öffnen und genießen!*

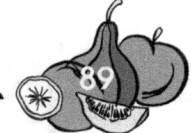

# Dörrpflaume liebt Erdnuss

*Zutaten*

40 Gramm Senfkohl
40 Gramm Spinat
120 Gramm Dörrpflaumen (entkernt)
120 Gramm geschnittene Grüne Paprika
30 Gramm Erdnüsse
200 ml Haselnussmilch

**Proteine 14g, Fett 19g, Kohlenhydrate 47g, Ballaststoffe 13g, 446 Kcal**

*Zubereitung*

Geben Sie die Nüsse, Samen oder Kerne in den großen Behälter. Schrauben Sie die NutriBullet Extraktor-Klingen an der Oberseite des Behälters an. Drehen Sie den Behältern nun um, verbinden Sie ihn mit der NutriBullet Power Base Basiseinheit und starten Sie den Extraktionsvorgang durch eine Drehung. Extrahieren Sie für 30 Sekunden. Geben Sie den Rest der festen Zutaten in den Behälter und drücken alles unter der MAX Linie zusammen. Füllen Sie dann den Behälter mit der jeweiligen Flüssigkeit auf. Schrauben Sie die NutriBullet™ Extraktor-Klingen an der Oberseite des Behälters an. Drehen Sie den Behältern nun um, verbinden Sie ihn mit der NutriBullet Power Base Basiseinheit und starten Sie den Extraktionsvorgang durch eine Drehung erneut. Extrahieren Sie all das Gute aus den Zutaten bis alles gleichmäßig flüssig ist (rund 20 Sekunden). **Öffnen und genießen!**

---

# Senfkohl Fiesta

*Zutaten*

40 Gramm Senfkohl
40 Gramm Kohlblätter gezupft
120 Gramm Aprikosenhälften
120 Gramm gewürfelte Rübe
30 Gramm Pecan-Nüsse
200 ml Griechisches Joghurt

**Proteine 16g, Fett 42g, Kohlenhydrate 30g, Ballaststoffe 9g, 567 Kcal**

*Zubereitung*

Geben Sie die Nüsse, Samen oder Kerne in den großen Behälter. Schrauben Sie die NutriBullet Extraktor-Klingen an der Oberseite des Behälters an. Drehen Sie den Behältern nun um, verbinden Sie ihn mit der NutriBullet Power Base Basiseinheit und starten Sie den Extraktionsvorgang durch eine Drehung. Extrahieren Sie für 30 Sekunden. Geben Sie den Rest der festen Zutaten in den Behälter und drücken alles unter der MAX Linie zusammen. Füllen Sie dann den Behälter mit der jeweiligen Flüssigkeit auf. Schrauben Sie die NutriBullet™ Extraktor-Klingen an der Oberseite des Behälters an. Drehen Sie den Behältern nun um, verbinden Sie ihn mit der NutriBullet Power Base Basiseinheit und starten Sie den Extraktionsvorgang durch eine Drehung erneut. Extrahieren Sie all das Gute aus den Zutaten bis alles gleichmäßig flüssig ist (rund 20 Sekunden). **Öffnen und genießen!**

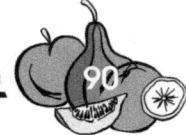

# Sellerie Explosion

*Zutaten*

80 Gramm Minze
120 Gramm Avocado Stücke
120 Gramm geschnittener Sellerie
30 Gramm Walnüsse
200 ml Crème Fraiche mager

*Proteine 11g, Fett 68g, Kohlenhydrate 18g, Ballaststoffe 17g, 780 Kcal*

*Zubereitung*

Geben Sie die Nüsse, Samen oder Kerne in den großen Behälter. Schrauben Sie die NutriBullet Extraktor-Klingen an der Oberseite des Behälters an. Drehen Sie den Behältern nun um, verbinden Sie ihn mit der NutriBullet Power Base Basiseinheit und starten Sie den Extraktionsvorgang durch eine Drehung. Extrahieren Sie für 30 Sekunden. Geben Sie den Rest der festen Zutaten in den Behälter und drücken alles unter der MAX Linie zusammen. Füllen Sie dann den Behälter mit der jeweiligen Flüssigkeit auf. Schrauben Sie die NutriBullet™ Extraktor-Klingen an der Oberseite des Behälters an. Drehen Sie den Behältern nun um, verbinden Sie ihn mit der NutriBullet Power Base Basiseinheit und starten Sie den Extraktionsvorgang durch eine Drehung erneut. Extrahieren Sie all das Gute aus den Zutaten bis alles gleichmäßig flüssig ist (rund 20 Sekunden). ***Öffnen und genießen!***

---

# Mandel Forever

*Zutaten*

40 Gramm Brokkoli Röschen
40 Gramm Rucola/Arugura Salat
120 Gramm Rote Trauben
120 Gramm Rettich
30 Gramm Mandeln
100 ml Mandelmilch (Ungesüßt)
100 ml Griechisches Joghurt

*Proteine 14g, Fett 27g, Kohlenhydrate 33g, Ballaststoffe 8g, 436 Kcal*

*Zubereitung*

Geben Sie die Nüsse, Samen oder Kerne in den großen Behälter. Schrauben Sie die NutriBullet Extraktor-Klingen an der Oberseite des Behälters an. Drehen Sie den Behältern nun um, verbinden Sie ihn mit der NutriBullet Power Base Basiseinheit und starten Sie den Extraktionsvorgang durch eine Drehung. Extrahieren Sie für 30 Sekunden. Geben Sie den Rest der festen Zutaten in den Behälter und drücken alles unter der MAX Linie zusammen. Füllen Sie dann den Behälter mit der jeweiligen Flüssigkeit auf. Schrauben Sie die NutriBullet™ Extraktor-Klingen an der Oberseite des Behälters an. Drehen Sie den Behältern nun um, verbinden Sie ihn mit der NutriBullet Power Base Basiseinheit und starten Sie den Extraktionsvorgang durch eine Drehung erneut. Extrahieren Sie all das Gute aus den Zutaten bis alles gleichmäßig flüssig ist (rund 20 Sekunden). ***Öffnen und genießen!***

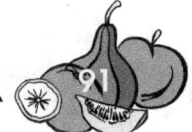

# Brunnenkresse begehrt Kürbiskerne

*Zutaten*

40 Gramm Brunnenkresse
40 Gramm Salatblätter
120 Gramm Guave
120 Gramm geschnittene Tomaten
22 Gramm Kürbiskerne
200 ml Wasser

**Proteine 11g, Fett 11g, Kohlenhydrate 17g, Ballaststoffe 10g, 238 Kcal**

*Zubereitung*

Geben Sie die Nüsse, Samen oder Kerne in den großen Behälter. Schrauben Sie die NutriBullet Extraktor-Klingen an der Oberseite des Behälters an. Drehen Sie den Behältern nun um, verbinden Sie ihn mit der NutriBullet Power Base Basiseinheit und starten Sie den Extraktionsvorgang durch eine Drehung. Extrahieren Sie für 30 Sekunden. Geben Sie den Rest der festen Zutaten in den Behälter und drücken alles unter der MAX Linie zusammen. Füllen Sie dann den Behälter mit der jeweiligen Flüssigkeit auf. Schrauben Sie die NutriBullet™ Extraktor-Klingen an der Oberseite des Behälters an. Drehen Sie den Behältern nun um, verbinden Sie ihn mit der NutriBullet Power Base Basiseinheit und starten Sie den Extraktionsvorgang durch eine Drehung erneut. Extrahieren Sie all das Gute aus den Zutaten bis alles gleichmäßig flüssig ist (rund 20 Sekunden). ***Öffnen und genießen!***

---

# Haselnuss Booster

*Zutaten*

80 Gramm Grünkohl
40 Gramm Goji Beeren
120 Gramm geschnittene Schwertbohne
30 Gramm Haselnüsse
100 ml Vollmilch
100 ml Magermilch Crème Fraiche Light

**Proteine 17g, Fett 38g, Kohlenhydrate 42g, Ballaststoffe 9g, 599 Kcal**

*Zubereitung*

Geben Sie die Nüsse, Samen oder Kerne in den großen Behälter. Schrauben Sie die NutriBullet Extraktor-Klingen an der Oberseite des Behälters an. Drehen Sie den Behältern nun um, verbinden Sie ihn mit der NutriBullet Power Base Basiseinheit und starten Sie den Extraktionsvorgang durch eine Drehung. Extrahieren Sie für 30 Sekunden. Geben Sie den Rest der festen Zutaten in den Behälter und drücken alles unter der MAX Linie zusammen. Füllen Sie dann den Behälter mit der jeweiligen Flüssigkeit auf. Schrauben Sie die NutriBullet™ Extraktor-Klingen an der Oberseite des Behälters an. Drehen Sie den Behältern nun um, verbinden Sie ihn mit der NutriBullet Power Base Basiseinheit und starten Sie den Extraktionsvorgang durch eine Drehung erneut. Extrahieren Sie all das Gute aus den Zutaten bis alles gleichmäßig flüssig ist (rund 20 Sekunden). ***Öffnen und genießen!***

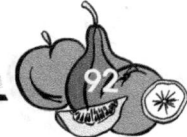

# Mandarine-Cashew Fandango

## Zutaten

80 Gramm Brokkoli Röschen
120 Gramm Mandarinenscheiben
120 Gramm geschnittene Rote Paprika
30 Gramm Cashew-Nüsse
200 ml Mandelmilch (ungesüßt)

*Proteine 11g, Fett 16g, Kohlenhydrate 30g, Ballaststoffe 9g, 319 Kcal*

## Zubereitung

Geben Sie die Nüsse, Samen oder Kerne in den großen Behälter. Schrauben Sie die NutriBullet Extraktor-Klingen an der Oberseite des Behälters an. Drehen Sie den Behältern nun um, verbinden Sie ihn mit der NutriBullet Power Base Basiseinheit und starten Sie den Extraktionsvorgang durch eine Drehung. Extrahieren Sie für 30 Sekunden. Geben Sie den Rest der festen Zutaten in den Behälter und drücken alles unter der MAX Linie zusammen. Füllen Sie dann den Behälter mit der jeweiligen Flüssigkeit auf. Schrauben Sie die NutriBullet™ Extraktor-Klingen an der Oberseite des Behälters an. Drehen Sie den Behältern nun um, verbinden Sie ihn mit der NutriBullet Power Base Basiseinheit und starten Sie den Extraktionsvorgang durch eine Drehung erneut. Extrahieren Sie all das Gute aus den Zutaten bis alles gleichmäßig flüssig ist (rund 20 Sekunden). *Öffnen und genießen!*

---

# Grünkohl-Orangen Blast

## Zutaten

40 Gramm Grünkohl
40 Gramm Fenchel
120 Gramm Orangenstücke
120 Gramm geschnittenes Süßgras
22 Gramm Sesamkerne geschält
100 ml Kokosnussmilch
100 ml Griechisches Joghurt

*Proteine 12g, Fett 24g, Kohlenhydrate 32g, Ballaststoffe 9g, 405 Kcal*

## Zubereitung

Geben Sie die Nüsse, Samen oder Kerne in den großen Behälter. Schrauben Sie die NutriBullet Extraktor-Klingen an der Oberseite des Behälters an. Drehen Sie den Behältern nun um, verbinden Sie ihn mit der NutriBullet Power Base Basiseinheit und starten Sie den Extraktionsvorgang durch eine Drehung. Extrahieren Sie für 30 Sekunden. Geben Sie den Rest der festen Zutaten in den Behälter und drücken alles unter der MAX Linie zusammen. Füllen Sie dann den Behälter mit der jeweiligen Flüssigkeit auf. Schrauben Sie die NutriBullet™ Extraktor-Klingen an der Oberseite des Behälters an. Drehen Sie den Behältern nun um, verbinden Sie ihn mit der NutriBullet Power Base Basiseinheit und starten Sie den Extraktionsvorgang durch eine Drehung erneut. Extrahieren Sie all das Gute aus den Zutaten bis alles gleichmäßig flüssig ist (rund 20 Sekunden). *Öffnen und genießen!*

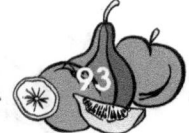

# Minze-Papaya Sonnenschein

### Zutaten

40 Gramm Minze
40 Gramm Rotkohl oder Weißkohl
120 Gramm Papaya
120 Gramm geschnittene Blumenkohlrosen
22 Gramm Chia-Samen
100 ml Haselnussmilch
100 ml Griechisches Joghurt

*Proteine 13g, Fett 19g, Kohlenhydrate 27g, Ballaststoffe 16g, 372 Kcal*

### Zubereitung

Geben Sie die Nüsse, Samen oder Kerne in den großen Behälter. Schrauben Sie die NutriBullet Extraktor-Klingen an der Oberseite des Behälters an. Drehen Sie den Behältern nun um, verbinden Sie ihn mit der NutriBullet Power Base Basiseinheit und starten Sie den Extraktionsvorgang durch eine Drehung. Extrahieren Sie für 30 Sekunden. Geben Sie den Rest der festen Zutaten in den Behälter und drücken alles unter der MAX Linie zusammen. Füllen Sie dann den Behälter mit der jeweiligen Flüssigkeit auf. Schrauben Sie die NutriBullet™ Extraktor-Klingen an der Oberseite des Behälters an. Drehen Sie den Behältern nun um, verbinden Sie ihn mit der NutriBullet Power Base Basiseinheit und starten Sie den Extraktionsvorgang durch eine Drehung erneut. Extrahieren Sie all das Gute aus den Zutaten bis alles gleichmäßig flüssig ist (rund 20 Sekunden). ***Öffnen und genießen!***

---

# Ananas küsst Kohl

### Zutaten

40 Gramm Kohlblätter gezupft
40 Gramm Minze
120 Gramm Ananasstücke
22 Gramm Leinsamensamen
200 ml Mandelmilch (ungesüßt)

*Proteine 11g, Fett 13g, Kohlenhydrate 18g, Ballaststoffe 15g, 259 Kcal*

### Zubereitung

Geben Sie die Nüsse, Samen oder Kerne in den großen Behälter. Schrauben Sie die NutriBullet Extraktor-Klingen an der Oberseite des Behälters an. Drehen Sie den Behältern nun um, verbinden Sie ihn mit der NutriBullet Power Base Basiseinheit und starten Sie den Extraktionsvorgang durch eine Drehung. Extrahieren Sie für 30 Sekunden. Geben Sie den Rest der festen Zutaten in den Behälter und drücken alles unter der MAX Linie zusammen. Füllen Sie dann den Behälter mit der jeweiligen Flüssigkeit auf. Schrauben Sie die NutriBullet™ Extraktor-Klingen an der Oberseite des Behälters an. Drehen Sie den Behältern nun um, verbinden Sie ihn mit der NutriBullet Power Base Basiseinheit und starten Sie den Extraktionsvorgang durch eine Drehung erneut. Extrahieren Sie all das Gute aus den Zutaten bis alles gleichmäßig flüssig ist (rund 20 Sekunden). ***Öffnen und genießen!***

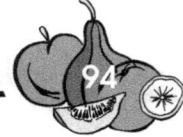

# Paranuss Umarmung

## Zutaten

80 Gramm Senfkohl
120 Gramm Erdbeeren
120 Gramm geschnittene Zucchini
30 Gramm Para-Nüsse
100 ml Vollmilch
100 ml Magermilch Crème Fraiche Light

**Proteine 11g, Fett 40g, Kohlenhydrate 22g, Ballaststoffe 7g, 499 Kcal**

## Zubereitung

Geben Sie die Nüsse, Samen oder Kerne in den großen Behälter. Schrauben Sie die NutriBullet Extraktor-Klingen an der Oberseite des Behälters an. Drehen Sie den Behältern nun um, verbinden Sie ihn mit der NutriBullet Power Base Basiseinheit und starten Sie den Extraktionsvorgang durch eine Drehung. Extrahieren Sie für 30 Sekunden. Geben Sie den Rest der festen Zutaten in den Behälter und drücken alles unter der MAX Linie zusammen. Füllen Sie dann den Behälter mit der jeweiligen Flüssigkeit auf. Schrauben Sie die NutriBullet™ Extraktor-Klingen an der Oberseite des Behälters an. Drehen Sie den Behältern nun um, verbinden Sie ihn mit der NutriBullet Power Base Basiseinheit und starten Sie den Extraktionsvorgang durch eine Drehung erneut. Extrahieren Sie all das Gute aus den Zutaten bis alles gleichmäßig flüssig ist (rund 20 Sekunden). **Öffnen und genießen!**

# Kirschen Tango

## Zutaten

40 Gramm Grünkohl
40 Gramm Spinat
120 Gramm Kirschen (entkernt)
120 Gramm geschnittene Salatgurke
22 Gramm Sonnenblumenkerne geschält
200 ml Vollmilch

**Proteine 14g, Fett 18g, Kohlenhydrate 33g, Ballaststoffe 7g, 351 Kcal**

## Zubereitung

Geben Sie die Nüsse, Samen oder Kerne in den großen Behälter. Schrauben Sie die NutriBullet Extraktor-Klingen an der Oberseite des Behälters an. Drehen Sie den Behältern nun um, verbinden Sie ihn mit der NutriBullet Power Base Basiseinheit und starten Sie den Extraktionsvorgang durch eine Drehung. Extrahieren Sie für 30 Sekunden. Geben Sie den Rest der festen Zutaten in den Behälter und drücken alles unter der MAX Linie zusammen. Füllen Sie dann den Behälter mit der jeweiligen Flüssigkeit auf. Schrauben Sie die NutriBullet™ Extraktor-Klingen an der Oberseite des Behälters an. Drehen Sie den Behältern nun um, verbinden Sie ihn mit der NutriBullet Power Base Basiseinheit und starten Sie den Extraktionsvorgang durch eine Drehung erneut. Extrahieren Sie all das Gute aus den Zutaten bis alles gleichmäßig flüssig ist (rund 20 Sekunden). **Öffnen und genießen!**

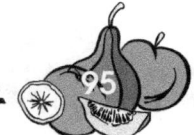

# Brokkoli-Rucola Melodie

*Zutaten*

40 Gramm Brokkoli Röschen
40 Gramm Rucola/Arugura Salat
120 Gramm Nektarinenstücke
120 Gramm gewürfelte Kohlrübe
30 Gramm Haselnüsse
200 ml Crème Fraiche mager

**Proteine 8g, Fett 49g, Kohlenhydrate 32g, Ballaststoffe 9g, 633 Kcal**

*Zubereitung*

Geben Sie die Nüsse, Samen oder Kerne in den großen Behälter. Schrauben Sie die NutriBullet Extraktor-Klingen an der Oberseite des Behälters an. Drehen Sie den Behältern nun um, verbinden Sie ihn mit der NutriBullet Power Base Basiseinheit und starten Sie den Extraktionsvorgang durch eine Drehung. Extrahieren Sie für 30 Sekunden. Geben Sie den Rest der festen Zutaten in den Behälter und drücken alles unter der MAX Linie zusammen. Füllen Sie dann den Behälter mit der jeweiligen Flüssigkeit auf. Schrauben Sie die NutriBullet™ Extraktor-Klingen an der Oberseite des Behälters an. Drehen Sie den Behältern nun um, verbinden Sie ihn mit der NutriBullet Power Base Basiseinheit und starten Sie den Extraktionsvorgang durch eine Drehung erneut. Extrahieren Sie all das Gute aus den Zutaten bis alles gleichmäßig flüssig ist (rund 20 Sekunden). ***Öffnen und genießen!***

---

# Brunnenkresse-Kürbiskern Komposition

*Zutaten*

40 Gramm Salatblätter
40 Gramm Brunnenkresse
120 Gramm Ribiseln
120 Gramm Rettich
22 Gramm Kürbiskerne
200 ml Griechisches Joghurt

**Proteine 16g, Fett 29g, Kohlenhydrate 25g, Ballaststoffe 10g, 459 Kcal**

*Zubereitung*

Geben Sie die Nüsse, Samen oder Kerne in den großen Behälter. Schrauben Sie die NutriBullet Extraktor-Klingen an der Oberseite des Behälters an. Drehen Sie den Behältern nun um, verbinden Sie ihn mit der NutriBullet Power Base Basiseinheit und starten Sie den Extraktionsvorgang durch eine Drehung. Extrahieren Sie für 30 Sekunden. Geben Sie den Rest der festen Zutaten in den Behälter und drücken alles unter der MAX Linie zusammen. Füllen Sie dann den Behälter mit der jeweiligen Flüssigkeit auf. Schrauben Sie die NutriBullet™ Extraktor-Klingen an der Oberseite des Behälters an. Drehen Sie den Behältern nun um, verbinden Sie ihn mit der NutriBullet Power Base Basiseinheit und starten Sie den Extraktionsvorgang durch eine Drehung erneut. Extrahieren Sie all das Gute aus den Zutaten bis alles gleichmäßig flüssig ist (rund 20 Sekunden). ***Öffnen und genießen!***

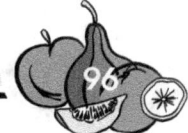

## Smoothies für die ganze Familie

# Minze herzt Papaya

### *Zutaten*

80 Gramm Minze
120 Gramm Papaya
120 Gramm gewürfelte Rote Beete
200 ml Vollmilch

**Proteine 12g, Fett 8g, Kohlenhydrate 30g, Ballaststoffe 11g, 266 Kcal**

### *Zubereitung*

Geben Sie die festen Zutaten in den großen Behälter und drücken Sie alles unter der MAX Linie zusammen. Füllen Sie dann den Behälter mit der jeweiligen Flüssigkeit auf. Schrauben Sie die NutriBullet™ Extraktor-Klingen an der Oberseite des Behälters an. Drehen Sie den Behältern nun um, verbinden Sie ihn mit der NutriBullet Power Base Basiseinheit und starten Sie den Extraktionsvorgang durch eine Drehung erneut. Extrahieren Sie all das Gute aus den Zutaten bis alles gleichmäßig flüssig ist (rund 20 Sekunden). ***Öffnen und genießen!***

---

# Rübe-Mango Mix

### *Zutaten*

40 Gramm Grünkohl
40 Gramm Spinat
120 Gramm Mango Scheiben
120 Gramm gewürfelte Rübe
100 ml Kokosnussmilch
100 ml Griechisches Joghurt

**Proteine 8g, Fett 11g, Kohlenhydrate 32g, Ballaststoffe 6g, 269 Kcal**

### *Zubereitung*

Geben Sie die festen Zutaten in den großen Behälter und drücken Sie alles unter der MAX Linie zusammen. Füllen Sie dann den Behälter mit der jeweiligen Flüssigkeit auf. Schrauben Sie die NutriBullet™ Extraktor-Klingen an der Oberseite des Behälters an. Drehen Sie den Behältern nun um, verbinden Sie ihn mit der NutriBullet Power Base Basiseinheit und starten Sie den Extraktionsvorgang durch eine Drehung erneut. Extrahieren Sie all das Gute aus den Zutaten bis alles gleichmäßig flüssig ist (rund 20 Sekunden). ***Öffnen und genießen!***

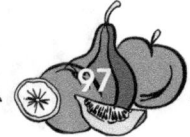

# Feigen Fest

### Zutaten

40 Gramm Brunnenkresse
40 Gramm Kohlblätter gezupft
120 Gramm geschälte Feigne
120 Gramm geschnittene Tomaten
200 ml Mandelmilch (ungesüßt)

**Proteine 5g, Fett 3g, Kohlenhydrate 24g, Ballaststoffe 7g, 154 Kcal**

### Zubereitung

Geben Sie die festen Zutaten in den großen Behälter und drücken Sie alles unter der MAX Linie zusammen. Füllen Sie dann den Behälter mit der jeweiligen Flüssigkeit auf. Schrauben Sie die NutriBullet™ Extraktor-Klingen an der Oberseite des Behälters an. Drehen Sie den Behältern nun um, verbinden Sie ihn mit der NutriBullet Power Base Basiseinheit und starten Sie den Extraktionsvorgang durch eine Drehung erneut. Extrahieren Sie all das Gute aus den Zutaten bis alles gleichmäßig flüssig ist (rund 20 Sekunden). **Öffnen und genießen!**

# Wassermelone liebt Fenchel

### Zutaten

40 Gramm Salatblätter
40 Gramm Fenchel
120 Gramm Wassermelonenstücke
100 ml Vollmilch
100 ml Magermilch Crème Fraiche Light

**Proteine 8g, Fett 19g, Kohlenhydrate 23g, Ballaststoffe 5g, 312 Kcal**

### Zubereitung

Geben Sie die festen Zutaten in den großen Behälter und drücken Sie alles unter der MAX Linie zusammen. Füllen Sie dann den Behälter mit der jeweiligen Flüssigkeit auf. Schrauben Sie die NutriBullet™ Extraktor-Klingen an der Oberseite des Behälters an. Drehen Sie den Behältern nun um, verbinden Sie ihn mit der NutriBullet Power Base Basiseinheit und starten Sie den Extraktionsvorgang durch eine Drehung erneut. Extrahieren Sie all das Gute aus den Zutaten bis alles gleichmäßig flüssig ist (rund 20 Sekunden). **Öffnen und genießen!**

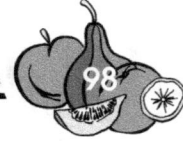

# Salat-Pfirsich Kuss

## *Zutaten*

80 Gramm Salatblätter
120 Gramm Pfirsichscheiben
120 Gramm geschnittene Rote Paprika
200 ml Haselnussmilch

**Proteine 4g, Fett 4g, Kohlenhydrate 21g, Ballaststoffe 7g, 155 Kcal**

## *Zubereitung*

Geben Sie die festen Zutaten in den großen Behälter und drücken Sie alles unter der MAX Linie zusammen. Füllen Sie dann den Behälter mit der jeweiligen Flüssigkeit auf. Schrauben Sie die NutriBullet™ Extraktor-Klingen an der Oberseite des Behälters an. Drehen Sie den Behältern nun um, verbinden Sie ihn mit der NutriBullet Power Base Basiseinheit und starten Sie den Extraktionsvorgang durch eine Drehung erneut. Extrahieren Sie all das Gute aus den Zutaten bis alles gleichmäßig flüssig ist (rund 20 Sekunden). ***Öffnen und genießen!***

# Salatgurken Traum

## *Zutaten*

40 Gramm Rotkohl oder Weißkohl
40 Gramm Rucola/Arugura Salat
120 Gramm Brombeeren
120 Gramm geschnittene Salatgurke
100 ml Haselnussmilch
100 ml Griechisches Joghurt

**Proteine 8g, Fett 12g, Kohlenhydrate 18g, Ballaststoffe 9g, 238 Kcal**

## *Zubereitung*

Geben Sie die festen Zutaten in den großen Behälter und drücken Sie alles unter der MAX Linie zusammen. Füllen Sie dann den Behälter mit der jeweiligen Flüssigkeit auf. Schrauben Sie die NutriBullet™ Extraktor-Klingen an der Oberseite des Behälters an. Drehen Sie den Behältern nun um, verbinden Sie ihn mit der NutriBullet Power Base Basiseinheit und starten Sie den Extraktionsvorgang durch eine Drehung erneut. Extrahieren Sie all das Gute aus den Zutaten bis alles gleichmäßig flüssig ist (rund 20 Sekunden). ***Öffnen und genießen!***

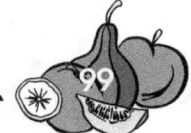

# Senfkohl Forever

## Zutaten

40 Gramm Minze
40 Gramm Senfkohl
120 Gramm Bananenscheiben
120 Gramm gewürfelte Kohlrübe
200 ml Griechisches Joghurt

**Proteine 12g, Fett 20g, Kohlenhydrate 42g, Ballaststoffe 9g, 414 Kcal**

## Zubereitung

Geben Sie die festen Zutaten in den großen Behälter und drücken Sie alles unter der MAX Linie zusammen. Füllen Sie dann den Behälter mit der jeweiligen Flüssigkeit auf. Schrauben Sie die NutriBullet™ Extraktor-Klingen an der Oberseite des Behälters an. Drehen Sie den Behältern nun um, verbinden Sie ihn mit der NutriBullet Power Base Basiseinheit und starten Sie den Extraktionsvorgang durch eine Drehung erneut. Extrahieren Sie all das Gute aus den Zutaten bis alles gleichmäßig flüssig ist (rund 20 Sekunden). **Öffnen und genießen!**

# Brokkoli-Avocado Leidenschaft

## Zutaten

40 Gramm Brokkoli Röschen
40 Gramm Minze
120 Gramm Avocado Stücke
120 Gramm geschnittene Blumenkohlrosen
200 ml Crème Fraiche mager

**Proteine 7g, Fett 48g, Kohlenhydrate 19g, Ballaststoffe 14g, 591 Kcal**

## Zubereitung

Geben Sie die festen Zutaten in den großen Behälter und drücken Sie alles unter der MAX Linie zusammen. Füllen Sie dann den Behälter mit der jeweiligen Flüssigkeit auf. Schrauben Sie die NutriBullet™ Extraktor-Klingen an der Oberseite des Behälters an. Drehen Sie den Behältern nun um, verbinden Sie ihn mit der NutriBullet Power Base Basiseinheit und starten Sie den Extraktionsvorgang durch eine Drehung erneut. Extrahieren Sie all das Gute aus den Zutaten bis alles gleichmäßig flüssig ist (rund 20 Sekunden). **Öffnen und genießen!**

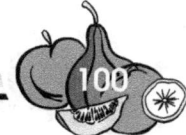

# Birne-Grüner Paprika Wunder

## Zutaten

40 Gramm Rotkohl oder Weißkohl
40 Gramm Kohlblätter gezupft
120 Gramm Birnenscheiben
120 Gramm geschnittene Grüne Paprika
200 ml Kokosnussmilch

*Proteine 4g, Fett 3g, Kohlenhydrate 28g, Ballaststoffe 8g, 158 Kcal*

## Zubereitung

Geben Sie die festen Zutaten in den großen Behälter und drücken Sie alles unter der MAX Linie zusammen. Füllen Sie dann den Behälter mit der jeweiligen Flüssigkeit auf. Schrauben Sie die NutriBullet™ Extraktor-Klingen an der Oberseite des Behälters an. Drehen Sie den Behältern nun um, verbinden Sie ihn mit der NutriBullet Power Base Basiseinheit und starten Sie den Extraktionsvorgang durch eine Drehung erneut. Extrahieren Sie all das Gute aus den Zutaten bis alles gleichmäßig flüssig ist (rund 20 Sekunden). ***Öffnen und genießen!***

---

# Senfkohl-Salat Blüte

## Zutaten

40 Gramm Senfkohl
40 Gramm Salatblätter
120 Gramm Nektarinenstücke
120 Gramm geschnittene Karotten
100 ml Mandelmilch (Ungesüßt)
100 ml Griechisches Joghurt

*Proteine 8g, Fett 11g, Kohlenhydrate 25g, Ballaststoffe 7g, 252 Kcal*

## Zubereitung

Geben Sie die festen Zutaten in den großen Behälter und drücken Sie alles unter der MAX Linie zusammen. Füllen Sie dann den Behälter mit der jeweiligen Flüssigkeit auf. Schrauben Sie die NutriBullet™ Extraktor-Klingen an der Oberseite des Behälters an. Drehen Sie den Behältern nun um, verbinden Sie ihn mit der NutriBullet Power Base Basiseinheit und starten Sie den Extraktionsvorgang durch eine Drehung erneut. Extrahieren Sie all das Gute aus den Zutaten bis alles gleichmäßig flüssig ist (rund 20 Sekunden). ***Öffnen und genießen!***

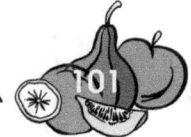

# Guave-Schwertbohnen Symphonie

### Zutaten

40 Gramm Brunnenkresse
40 Gramm Spinat
120 Gramm Guave
120 Gramm geschnittene Schwertbohne
200 ml Wasser

**Proteine 7g, Fett 2g, Kohlenhydrate 15g, Ballaststoffe 10g, 125 Kcal**

### Zubereitung

Geben Sie die festen Zutaten in den großen Behälter und drücken Sie alles unter der MAX Linie zusammen. Füllen Sie dann den Behälter mit der jeweiligen Flüssigkeit auf. Schrauben Sie die NutriBullet™ Extraktor-Klingen an der Oberseite des Behälters an. Drehen Sie den Behältern nun um, verbinden Sie ihn mit der NutriBullet Power Base Basiseinheit und starten Sie den Extraktionsvorgang durch eine Drehung erneut. Extrahieren Sie all das Gute aus den Zutaten bis alles gleichmäßig flüssig ist (rund 20 Sekunden). **Öffnen und genießen!**

# Apfel Tau

### Zutaten

40 Gramm Brokkoli Röschen
40 Gramm Grünkohl
120 Gramm Apfelscheiben
120 Gramm geschnittene Zucchini
200 ml Crème Fraiche mager

**Proteine 4g, Fett 31g, Kohlenhydrate 30g, Ballaststoffe 6g, 444 Kcal**

### Zubereitung

Geben Sie die festen Zutaten in den großen Behälter und drücken Sie alles unter der MAX Linie zusammen. Füllen Sie dann den Behälter mit der jeweiligen Flüssigkeit auf. Schrauben Sie die NutriBullet™ Extraktor-Klingen an der Oberseite des Behälters an. Drehen Sie den Behältern nun um, verbinden Sie ihn mit der NutriBullet Power Base Basiseinheit und starten Sie den Extraktionsvorgang durch eine Drehung erneut. Extrahieren Sie all das Gute aus den Zutaten bis alles gleichmäßig flüssig ist (rund 20 Sekunden). **Öffnen und genießen!**

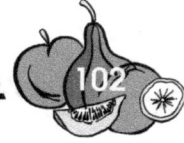

# Kirsche küsst Sellerie

## *Zutaten*

80 Gramm Kohlblätter gezupft
120 Gramm Kirschen (entkernt)
120 Gramm geschnittener Sellerie
100 ml Vollmilch
100 ml Magermilch Crème Fraiche Light

*Proteine 8g, Fett 20g, Kohlenhydrate 30g, Ballaststoffe 6g, 355 Kcal*

## *Zubereitung*

Geben Sie die festen Zutaten in den großen Behälter und drücken Sie alles unter der MAX Linie zusammen. Füllen Sie dann den Behälter mit der jeweiligen Flüssigkeit auf. Schrauben Sie die NutriBullet™ Extraktor-Klingen an der Oberseite des Behälters an. Drehen Sie den Behältern nun um, verbinden Sie ihn mit der NutriBullet Power Base Basiseinheit und starten Sie den Extraktionsvorgang durch eine Drehung erneut. Extrahieren Sie all das Gute aus den Zutaten bis alles gleichmäßig flüssig ist (rund 20 Sekunden). *Öffnen und genießen!*

---

# Clementine umschmeichelt Rettich

## *Zutaten*

40 Gramm Fenchel
40 Gramm Rucola/Arugura Salat
120 Gramm Clementinenacheiben
120 Gramm Rettich
200 ml Vollmilch

*Proteine 9g, Fett 8g, Kohlenhydrate 26g, Ballaststoffe 6g, 222 Kcal*

## *Zubereitung*

Geben Sie die festen Zutaten in den großen Behälter und drücken Sie alles unter der MAX Linie zusammen. Füllen Sie dann den Behälter mit der jeweiligen Flüssigkeit auf. Schrauben Sie die NutriBullet™ Extraktor-Klingen an der Oberseite des Behälters an. Drehen Sie den Behältern nun um, verbinden Sie ihn mit der NutriBullet Power Base Basiseinheit und starten Sie den Extraktionsvorgang durch eine Drehung erneut. Extrahieren Sie all das Gute aus den Zutaten bis alles gleichmäßig flüssig ist (rund 20 Sekunden). *Öffnen und genießen!*

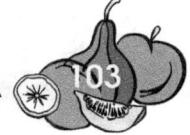

# Gelber Paprika Verlockung

## Zutaten

40 Gramm Brokkoli Röschen
40 Gramm Salatblätter
120 Gramm Ribiseln
120 Gramm geschnittene Gelbe Paprika
200 ml Haselnussmilch

**Proteine 4g, Fett 4g, Kohlenhydrate 23g, Ballaststoffe 9g, 166 Kcal**

## Zubereitung

Geben Sie die festen Zutaten in den großen Behälter und drücken Sie alles unter der MAX Linie zusammen. Füllen Sie dann den Behälter mit der jeweiligen Flüssigkeit auf. Schrauben Sie die NutriBullet™ Extraktor-Klingen an der Oberseite des Behälters an. Drehen Sie den Behältern nun um, verbinden Sie ihn mit der NutriBullet Power Base Basiseinheit und starten Sie den Extraktionsvorgang durch eine Drehung erneut. Extrahieren Sie all das Gute aus den Zutaten bis alles gleichmäßig flüssig ist (rund 20 Sekunden). **Öffnen und genießen!**

# Kiwi Sensation

## Zutaten

40 Gramm Fenchel
40 Gramm Rotkohl oder Weißkohl
120 Gramm Kiwischeiben
120 Gramm geschnittenes Süßgras
200 ml Mandelmilch (ungesüßt)

**Proteine 5g, Fett 3g, Kohlenhydrate 27g, Ballaststoffe 9g, 174 Kcal**

## Zubereitung

Geben Sie die festen Zutaten in den großen Behälter und drücken Sie alles unter der MAX Linie zusammen. Füllen Sie dann den Behälter mit der jeweiligen Flüssigkeit auf. Schrauben Sie die NutriBullet™ Extraktor-Klingen an der Oberseite des Behälters an. Drehen Sie den Behältern nun um, verbinden Sie ihn mit der NutriBullet Power Base Basiseinheit und starten Sie den Extraktionsvorgang durch eine Drehung erneut. Extrahieren Sie all das Gute aus den Zutaten bis alles gleichmäßig flüssig ist (rund 20 Sekunden). **Öffnen und genießen!**

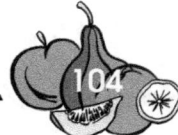

# Fenchel-Dörrpflaumen Glück

### Zutaten

80 Gramm Fenchel
120 Gramm Dörrpflaumen (entkernt)
120 Gramm gewürfelte Kohlrübe
200 ml Kokosnussmilch

**Proteine 5g, Fett 3g, Kohlenhydrate 49g, Ballaststoffe 12g, 279 Kcal**

### Zubereitung

Geben Sie die festen Zutaten in den großen Behälter und drücken Sie alles unter der MAX Linie zusammen. Füllen Sie dann den Behälter mit der jeweiligen Flüssigkeit auf. Schrauben Sie die NutriBullet™ Extraktor-Klingen an der Oberseite des Behälters an. Drehen Sie den Behältern nun um, verbinden Sie ihn mit der NutriBullet Power Base Basiseinheit und starten Sie den Extraktionsvorgang durch eine Drehung erneut. Extrahieren Sie all das Gute aus den Zutaten bis alles gleichmäßig flüssig ist (rund 20 Sekunden). **Öffnen und genießen!**

# Minze Bonanza

### Zutaten

80 Gramm Minze
120 Gramm Ananasstücke
100 ml Mandelmilch (Ungesüßt)
100 ml Griechisches Joghurt

**Proteine 11g, Fett 11g, Kohlenhydrate 23g, Ballaststoffe 10g, 257 Kcal**

### Zubereitung

Geben Sie die festen Zutaten in den großen Behälter und drücken Sie alles unter der MAX Linie zusammen. Füllen Sie dann den Behälter mit der jeweiligen Flüssigkeit auf. Schrauben Sie die NutriBullet™ Extraktor-Klingen an der Oberseite des Behälters an. Drehen Sie den Behältern nun um, verbinden Sie ihn mit der NutriBullet Power Base Basiseinheit und starten Sie den Extraktionsvorgang durch eine Drehung erneut. Extrahieren Sie all das Gute aus den Zutaten bis alles gleichmäßig flüssig ist (rund 20 Sekunden). **Öffnen und genießen!**

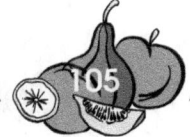

# Erdbeer-Genuss

## *Zutaten*

80 Gramm Brokkoli Röschen
120 Gramm Erdbeeren
120 Gramm gewürfelte Rübe
100 ml Haselnussmilch
100 ml Griechisches Joghurt

*Proteine 9g, Fett 12g, Kohlenhydrate 24g, Ballaststoffe 7g, 253 Kcal*

## *Zubereitung*

Geben Sie die festen Zutaten in den großen Behälter und drücken Sie alles unter der MAX Linie zusammen. Füllen Sie dann den Behälter mit der jeweiligen Flüssigkeit auf. Schrauben Sie die NutriBullet™ Extraktor-Klingen an der Oberseite des Behälters an. Drehen Sie den Behältern nun um, verbinden Sie ihn mit der NutriBullet Power Base Basiseinheit und starten Sie den Extraktionsvorgang durch eine Drehung erneut. Extrahieren Sie all das Gute aus den Zutaten bis alles gleichmäßig flüssig ist (rund 20 Sekunden). *Öffnen und genießen!*

---

# Kohl Hüftgoldentferner

## *Zutaten*

40 Gramm Kohlblätter gezupft
40 Gramm Minze
120 Gramm Rote Trauben
120 Gramm geschnittener Sellerie
200 ml Griechisches Joghurt

*Proteine 13g, Fett 20g, Kohlenhydrate 35g, Ballaststoffe 7g, 383 Kcal*

## *Zubereitung*

Geben Sie die festen Zutaten in den großen Behälter und drücken Sie alles unter der MAX Linie zusammen. Füllen Sie dann den Behälter mit der jeweiligen Flüssigkeit auf. Schrauben Sie die NutriBullet™ Extraktor-Klingen an der Oberseite des Behälters an. Drehen Sie den Behältern nun um, verbinden Sie ihn mit der NutriBullet Power Base Basiseinheit und starten Sie den Extraktionsvorgang durch eine Drehung erneut. Extrahieren Sie all das Gute aus den Zutaten bis alles gleichmäßig flüssig ist (rund 20 Sekunden). *Öffnen und genießen!*

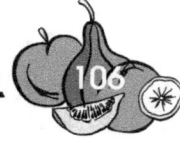

# Mandarinen Concerto

## *Zutaten*

80 Gramm Senfkohl
120 Gramm Mandarinenscheiben
120 Gramm geschnittene Tomaten
100 ml Kokosnussmilch
100 ml Griechisches Joghurt

*Proteine 8g, Fett 11g, Kohlenhydrate 26g, Ballaststoffe 4g, 240 Kcal*

## *Zubereitung*

Geben Sie die festen Zutaten in den großen Behälter und drücken Sie alles unter der MAX Linie zusammen. Füllen Sie dann den Behälter mit der jeweiligen Flüssigkeit auf. Schrauben Sie die NutriBullet™ Extraktor-Klingen an der Oberseite des Behälters an. Drehen Sie den Behältern nun um, verbinden Sie ihn mit der NutriBullet Power Base Basiseinheit und starten Sie den Extraktionsvorgang durch eine Drehung erneut. Extrahieren Sie all das Gute aus den Zutaten bis alles gleichmäßig flüssig ist (rund 20 Sekunden). *Öffnen und genießen!*

---

# Schwertbohnen Ewigkeit

## *Zutaten*

80 Gramm Rotkohl oder Weißkohl
120 Gramm Melonenstücke
120 Gramm geschnittene Schwertbohne
200 ml Wasser

*Proteine 4g, Fett 0.9g, Kohlenhydrate 18g, Ballaststoffe 5g, 97 Kcal*

## *Zubereitung*

Geben Sie die festen Zutaten in den großen Behälter und drücken Sie alles unter der MAX Linie zusammen. Füllen Sie dann den Behälter mit der jeweiligen Flüssigkeit auf. Schrauben Sie die NutriBullet™ Extraktor-Klingen an der Oberseite des Behälters an. Drehen Sie den Behältern nun um, verbinden Sie ihn mit der NutriBullet Power Base Basiseinheit und starten Sie den Extraktionsvorgang durch eine Drehung erneut. Extrahieren Sie all das Gute aus den Zutaten bis alles gleichmäßig flüssig ist (rund 20 Sekunden). *Öffnen und genießen!*

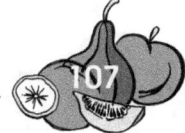

# Brunnenkresse Sonate

### Zutaten

80 Gramm Brunnenkresse
120 Gramm Orangenstücke
120 Gramm geschnittene Grüne Paprika
200 ml Crème Fraiche mager

*Proteine 4g, Fett 30g, Kohlenhydrate 26g, Ballaststoffe 5g, 427 Kcal*

### Zubereitung

Geben Sie die festen Zutaten in den großen Behälter und drücken Sie alles unter der MAX Linie zusammen. Füllen Sie dann den Behälter mit der jeweiligen Flüssigkeit auf. Schrauben Sie die NutriBullet™ Extraktor-Klingen an der Oberseite des Behälters an. Drehen Sie den Behältern nun um, verbinden Sie ihn mit der NutriBullet Power Base Basiseinheit und starten Sie den Extraktionsvorgang durch eine Drehung erneut. Extrahieren Sie all das Gute aus den Zutaten bis alles gleichmäßig flüssig ist (rund 20 Sekunden). ***Öffnen und genießen!***

# Dattel-Blumenkohl Kreation

### Zutaten

80 Gramm Minze
120 Gramm Dattel (entkernt)
120 Gramm geschnittene Blumenkohlrosen
100 ml Haselnussmilch
100 ml Griechisches Joghurt

*Proteine 12g, Fett 12g, Kohlenhydrate 94g, Ballaststoffe 18g, 557 Kcal*

### Zubereitung

Geben Sie die festen Zutaten in den großen Behälter und drücken Sie alles unter der MAX Linie zusammen. Füllen Sie dann den Behälter mit der jeweiligen Flüssigkeit auf. Schrauben Sie die NutriBullet™ Extraktor-Klingen an der Oberseite des Behälters an. Drehen Sie den Behältern nun um, verbinden Sie ihn mit der NutriBullet Power Base Basiseinheit und starten Sie den Extraktionsvorgang durch eine Drehung erneut. Extrahieren Sie all das Gute aus den Zutaten bis alles gleichmäßig flüssig ist (rund 20 Sekunden). ***Öffnen und genießen!***

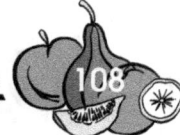

# Rote Beete Paradoxon

## *Zutaten*

80 Gramm Brunnenkresse
40 Gramm Goji Beeren
120 Gramm gewürfelte Rote Beete
200 ml Haselnussmilch

*Proteine 10g, Fett 4g, Kohlenhydrate 38g, Ballaststoffe 6g, 246 Kcal*

## *Zubereitung*

Geben Sie die festen Zutaten in den großen Behälter und drücken Sie alles unter der MAX Linie zusammen. Füllen Sie dann den Behälter mit der jeweiligen Flüssigkeit auf. Schrauben Sie die NutriBullet™ Extraktor-Klingen an der Oberseite des Behälters an. Drehen Sie den Behältern nun um, verbinden Sie ihn mit der NutriBullet Power Base Basiseinheit und starten Sie den Extraktionsvorgang durch eine Drehung erneut. Extrahieren Sie all das Gute aus den Zutaten bis alles gleichmäßig flüssig ist (rund 20 Sekunden). ***Öffnen und genießen!***

# Grünkohl Fiesta

## *Zutaten*

40 Gramm Brunnenkresse
40 Gramm Grünkohl
120 Gramm Granatapfelsamen
120 Gramm geschnittene Gelbe Paprika
200 ml Wasser

*Proteine 5g, Fett 2g, Kohlenhydrate 25g, Ballaststoffe 7g, 146 Kcal*

## *Zubereitung*

Geben Sie die festen Zutaten in den großen Behälter und drücken Sie alles unter der MAX Linie zusammen. Füllen Sie dann den Behälter mit der jeweiligen Flüssigkeit auf. Schrauben Sie die NutriBullet™ Extraktor-Klingen an der Oberseite des Behälters an. Drehen Sie den Behältern nun um, verbinden Sie ihn mit der NutriBullet Power Base Basiseinheit und starten Sie den Extraktionsvorgang durch eine Drehung erneut. Extrahieren Sie all das Gute aus den Zutaten bis alles gleichmäßig flüssig ist (rund 20 Sekunden). ***Öffnen und genießen!***

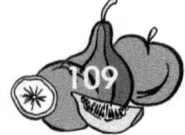

# Rucola Entspannung

### Zutaten

40 Gramm Rucola/Arugura Salat
40 Gramm Senfkohl
120 Gramm Himbeeren
120 Gramm geschnittene Salatgurke
200 ml Griechisches Joghurt

**Proteine 12g, Fett 20g, Kohlenhydrate 20g, Ballaststoffe 10g, 338 Kcal**

### Zubereitung

Geben Sie die festen Zutaten in den großen Behälter und drücken Sie alles unter der MAX Linie zusammen. Füllen Sie dann den Behälter mit der jeweiligen Flüssigkeit auf. Schrauben Sie die NutriBullet™ Extraktor-Klingen an der Oberseite des Behälters an. Drehen Sie den Behältern nun um, verbinden Sie ihn mit der NutriBullet Power Base Basiseinheit und starten Sie den Extraktionsvorgang durch eine Drehung erneut. Extrahieren Sie all das Gute aus den Zutaten bis alles gleichmäßig flüssig ist (rund 20 Sekunden). **Öffnen und genießen!**

# Aprikose Vereinigung

### Zutaten

40 Gramm Spinat
40 Gramm Minze
120 Gramm Aprikosenhälften
120 Gramm geschnittenes Süßgras
100 ml Kokosnussmilch
100 ml Griechisches Joghurt

**Proteine 10g, Fett 12g, Kohlenhydrate 29g, Ballaststoffe 8g, 279 Kcal**

### Zubereitung

Geben Sie die festen Zutaten in den großen Behälter und drücken Sie alles unter der MAX Linie zusammen. Füllen Sie dann den Behälter mit der jeweiligen Flüssigkeit auf. Schrauben Sie die NutriBullet™ Extraktor-Klingen an der Oberseite des Behälters an. Drehen Sie den Behältern nun um, verbinden Sie ihn mit der NutriBullet Power Base Basiseinheit und starten Sie den Extraktionsvorgang durch eine Drehung erneut. Extrahieren Sie all das Gute aus den Zutaten bis alles gleichmäßig flüssig ist (rund 20 Sekunden). **Öffnen und genießen!**

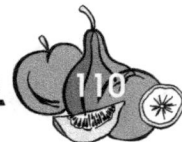

# Schwarzbeere-Roter Paprika Vision

## *Zutaten*

40 Gramm Grünkohl
40 Gramm Rotkohl oder Weißkohl
120 Gramm Schwarzbeeren
120 Gramm geschnittene Rote Paprika
200 ml Kokosnussmilch

*Proteine 3g, Fett 3g, Kohlenhydrate 28g, Ballaststoffe 7g, 168 Kcal*

## *Zubereitung*

Geben Sie die festen Zutaten in den großen Behälter und drücken Sie alles unter der MAX Linie zusammen. Füllen Sie dann den Behälter mit der jeweiligen Flüssigkeit auf. Schrauben Sie die NutriBullet™ Extraktor-Klingen an der Oberseite des Behälters an. Drehen Sie den Behältern nun um, verbinden Sie ihn mit der NutriBullet Power Base Basiseinheit und starten Sie den Extraktionsvorgang durch eine Drehung erneut. Extrahieren Sie all das Gute aus den Zutaten bis alles gleichmäßig flüssig ist (rund 20 Sekunden). *Öffnen und genießen!*

# Grapefruit Karotten Party

## *Zutaten*

40 Gramm Brokkoli Röschen
40 Gramm Rucola/Arugura Salat
120 Gramm Grapefruit-Stücke
120 Gramm geschnittene Karotten
200 ml Mandelmilch (ungesüßt)

*Proteine 4g, Fett 3g, Kohlenhydrate 19g, Ballaststoffe 7g, 133 Kcal*

## *Zubereitung*

Geben Sie die festen Zutaten in den großen Behälter und drücken Sie alles unter der MAX Linie zusammen. Füllen Sie dann den Behälter mit der jeweiligen Flüssigkeit auf. Schrauben Sie die NutriBullet™ Extraktor-Klingen an der Oberseite des Behälters an. Drehen Sie den Behältern nun um, verbinden Sie ihn mit der NutriBullet Power Base Basiseinheit und starten Sie den Extraktionsvorgang durch eine Drehung erneut. Extrahieren Sie all das Gute aus den Zutaten bis alles gleichmäßig flüssig ist (rund 20 Sekunden). *Öffnen und genießen!*

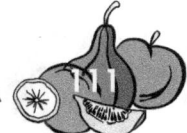

# Pflaumen Blockbuster

### Zutaten

80 Gramm Grünkohl
120 Gramm Pflaumenhälften
120 Gramm geschnittene Zucchini
200 ml Vollmilch

*Proteine 10g, Fett 8g, Kohlenhydrate 27g, Ballaststoffe 5g, 223 Kcal*

### Zubereitung

Geben Sie die festen Zutaten in den großen Behälter und drücken Sie alles unter der MAX Linie zusammen. Füllen Sie dann den Behälter mit der jeweiligen Flüssigkeit auf. Schrauben Sie die NutriBullet™ Extraktor-Klingen an der Oberseite des Behälters an. Drehen Sie den Behältern nun um, verbinden Sie ihn mit der NutriBullet Power Base Basiseinheit und starten Sie den Extraktionsvorgang durch eine Drehung erneut. Extrahieren Sie all das Gute aus den Zutaten bis alles gleichmäßig flüssig ist (rund 20 Sekunden). ***Öffnen und genießen!***

---

# Fenchel Paradies

### Zutaten

80 Gramm Fenchel
120 Gramm Mango Scheiben
120 Gramm Rettich
100 ml Vollmilch
100 ml Magermilch Crème Fraiche Light

*Proteine 6g, Fett 19g, Kohlenhydrate 32g, Ballaststoffe 6g, 348 Kcal*

### Zubereitung

Geben Sie die festen Zutaten in den großen Behälter und drücken Sie alles unter der MAX Linie zusammen. Füllen Sie dann den Behälter mit der jeweiligen Flüssigkeit auf. Schrauben Sie die NutriBullet™ Extraktor-Klingen an der Oberseite des Behälters an. Drehen Sie den Behältern nun um, verbinden Sie ihn mit der NutriBullet Power Base Basiseinheit und starten Sie den Extraktionsvorgang durch eine Drehung erneut. Extrahieren Sie all das Gute aus den Zutaten bis alles gleichmäßig flüssig ist (rund 20 Sekunden). ***Öffnen und genießen!***

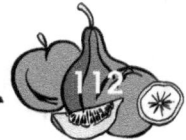

# Salat-Spinat Zauber

## *Zutaten*

40 Gramm Salatblätter
40 Gramm Spinat
120 Gramm Dattel (entkernt)
100 ml Mandelmilch (Ungesüßt)
100 ml Griechisches Joghurt

*Proteine 12g, Fett 11g, Kohlenhydrate 89g, Ballaststoffe 14g, 516 Kcal*

## *Zubereitung*

Geben Sie die festen Zutaten in den großen Behälter und drücken Sie alles unter der MAX Linie zusammen. Füllen Sie dann den Behälter mit der jeweiligen Flüssigkeit auf. Schrauben Sie die NutriBullet™ Extraktor-Klingen an der Oberseite des Behälters an. Drehen Sie den Behältern nun um, verbinden Sie ihn mit der NutriBullet Power Base Basiseinheit und starten Sie den Extraktionsvorgang durch eine Drehung erneut. Extrahieren Sie all das Gute aus den Zutaten bis alles gleichmäßig flüssig ist (rund 20 Sekunden). *Öffnen und genießen!*

# Senfkohl umgarnt Melone

## *Zutaten*

40 Gramm Brunnenkresse
40 Gramm Senfkohl
120 Gramm Melonenstücke
120 Gramm geschnittene Karotten
200 ml Crème Fraiche mager

*Proteine 3g, Fett 31g, Kohlenhydrate 30g, Ballaststoffe 5g, 440 Kcal*

## *Zubereitung*

Geben Sie die festen Zutaten in den großen Behälter und drücken Sie alles unter der MAX Linie zusammen. Füllen Sie dann den Behälter mit der jeweiligen Flüssigkeit auf. Schrauben Sie die NutriBullet™ Extraktor-Klingen an der Oberseite des Behälters an. Drehen Sie den Behältern nun um, verbinden Sie ihn mit der NutriBullet Power Base Basiseinheit und starten Sie den Extraktionsvorgang durch eine Drehung erneut. Extrahieren Sie all das Gute aus den Zutaten bis alles gleichmäßig flüssig ist (rund 20 Sekunden). *Öffnen und genießen!*

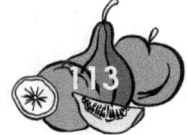

# Dörrpflaumen Garten

## Zutaten

40 Gramm Fenchel
40 Gramm Kohlblätter gezupft
120 Gramm Dörrpflaumen (entkernt)
120 Gramm gewürfelte Rote Beete
100 ml Haselnussmilch
100 ml Griechisches Joghurt

*Proteine 11g, Fett 13g, Kohlenhydrate 53g, Ballaststoffe 13g, 412 Kcal*

## Zubereitung

Geben Sie die festen Zutaten in den großen Behälter und drücken Sie alles unter der MAX Linie zusammen. Füllen Sie dann den Behälter mit der jeweiligen Flüssigkeit auf. Schrauben Sie die NutriBullet™ Extraktor-Klingen an der Oberseite des Behälters an. Drehen Sie den Behältern nun um, verbinden Sie ihn mit der NutriBullet Power Base Basiseinheit und starten Sie den Extraktionsvorgang durch eine Drehung erneut. Extrahieren Sie all das Gute aus den Zutaten bis alles gleichmäßig flüssig ist (rund 20 Sekunden). ***Öffnen und genießen!***

# Rucola-Birne Schöpfung

## Zutaten

40 Gramm Rucola/Arugura Salat
40 Gramm Brokkoli Röschen
120 Gramm Birnenscheiben
120 Gramm geschnittene Schwertbohne
100 ml Vollmilch
100 ml Magermilch Crème Fraiche Light

*Proteine 8g, Fett 20g, Kohlenhydrate 32g, Ballaststoffe 8g, 351 Kcal*

## Zubereitung

Geben Sie die festen Zutaten in den großen Behälter und drücken Sie alles unter der MAX Linie zusammen. Füllen Sie dann den Behälter mit der jeweiligen Flüssigkeit auf. Schrauben Sie die NutriBullet™ Extraktor-Klingen an der Oberseite des Behälters an. Drehen Sie den Behältern nun um, verbinden Sie ihn mit der NutriBullet Power Base Basiseinheit und starten Sie den Extraktionsvorgang durch eine Drehung erneut. Extrahieren Sie all das Gute aus den Zutaten bis alles gleichmäßig flüssig ist (rund 20 Sekunden). ***Öffnen und genießen!***

# Rote Trauben Ensemble

## Zutaten

40 Gramm Kohlblätter gezupft
40 Gramm Minze
120 Gramm Rote Trauben
120 Gramm geschnittene Salatgurke
200 ml Mandelmilch (ungesüßt)

**Proteine 5g, Fett 4g, Kohlenhydrate 24g, Ballaststoffe 6g, 154 Kcal**

## Zubereitung

Geben Sie die festen Zutaten in den großen Behälter und drücken Sie alles unter der MAX Linie zusammen. Füllen Sie dann den Behälter mit der jeweiligen Flüssigkeit auf. Schrauben Sie die NutriBullet™ Extraktor-Klingen an der Oberseite des Behälters an. Drehen Sie den Behältern nun um, verbinden Sie ihn mit der NutriBullet Power Base Basiseinheit und starten Sie den Extraktionsvorgang durch eine Drehung erneut. Extrahieren Sie all das Gute aus den Zutaten bis alles gleichmäßig flüssig ist (rund 20 Sekunden). **Öffnen und genießen!**

# Clementine-Zucchini Booster

## Zutaten

80 Gramm Grünkohl
120 Gramm Clementinenacheiben
120 Gramm geschnittene Zucchini
200 ml Vollmilch

**Proteine 10g, Fett 8g, Kohlenhydrate 27g, Ballaststoffe 5g, 224 Kcal**

## Zubereitung

Geben Sie die festen Zutaten in den großen Behälter und drücken Sie alles unter der MAX Linie zusammen. Füllen Sie dann den Behälter mit der jeweiligen Flüssigkeit auf. Schrauben Sie die NutriBullet™ Extraktor-Klingen an der Oberseite des Behälters an. Drehen Sie den Behältern nun um, verbinden Sie ihn mit der NutriBullet Power Base Basiseinheit und starten Sie den Extraktionsvorgang durch eine Drehung erneut. Extrahieren Sie all das Gute aus den Zutaten bis alles gleichmäßig flüssig ist (rund 20 Sekunden). **Öffnen und genießen!**

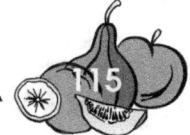

# Spinat Extravaganza

## Zutaten

40 Gramm Salatblätter
40 Gramm Spinat
120 Gramm geschälte Feigne
120 Gramm gewürfelte Kohlrübe
200 ml Haselnussmilch

*Proteine 4g, Fett 4g, Kohlenhydrate 33g, Ballaststoffe 8g, 197 Kcal*

## Zubereitung

Geben Sie die festen Zutaten in den großen Behälter und drücken Sie alles unter der MAX Linie zusammen. Füllen Sie dann den Behälter mit der jeweiligen Flüssigkeit auf. Schrauben Sie die NutriBullet™ Extraktor-Klingen an der Oberseite des Behälters an. Drehen Sie den Behältern nun um, verbinden Sie ihn mit der NutriBullet Power Base Basiseinheit und starten Sie den Extraktionsvorgang durch eine Drehung erneut. Extrahieren Sie all das Gute aus den Zutaten bis alles gleichmäßig flüssig ist (rund 20 Sekunden). ***Öffnen und genießen!***

---

# Nektarine-Blumenkohl Komposition

## Zutaten

80 Gramm Salatblätter
120 Gramm Nektarinenstücke
120 Gramm geschnittene Blumenkohlrosen
200 ml Wasser

*Proteine 5g, Fett 1.0g, Kohlenhydrate 15g, Ballaststoffe 6g, 96 Kcal*

## Zubereitung

Geben Sie die festen Zutaten in den großen Behälter und drücken Sie alles unter der MAX Linie zusammen. Füllen Sie dann den Behälter mit der jeweiligen Flüssigkeit auf. Schrauben Sie die NutriBullet™ Extraktor-Klingen an der Oberseite des Behälters an. Drehen Sie den Behältern nun um, verbinden Sie ihn mit der NutriBullet Power Base Basiseinheit und starten Sie den Extraktionsvorgang durch eine Drehung erneut. Extrahieren Sie all das Gute aus den Zutaten bis alles gleichmäßig flüssig ist (rund 20 Sekunden). ***Öffnen und genießen!***

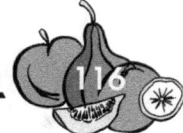

# Fenchel umarmt Granatapfel

### *Zutaten*

40 Gramm Grünkohl
40 Gramm Fenchel
120 Gramm Granatapfelsamen
120 Gramm geschnittene Grüne Paprika
200 ml Griechisches Joghurt

**Proteine 12g, Fett 21g, Kohlenhydrate 35g, Ballaststoffe 9g, 396 Kcal**

### *Zubereitung*

Geben Sie die festen Zutaten in den großen Behälter und drücken Sie alles unter der MAX Linie zusammen. Füllen Sie dann den Behälter mit der jeweiligen Flüssigkeit auf. Schrauben Sie die NutriBullet™ Extraktor-Klingen an der Oberseite des Behälters an. Drehen Sie den Behältern nun um, verbinden Sie ihn mit der NutriBullet Power Base Basiseinheit und starten Sie den Extraktionsvorgang durch eine Drehung erneut. Extrahieren Sie all das Gute aus den Zutaten bis alles gleichmäßig flüssig ist (rund 20 Sekunden). *Öffnen und genießen!*

# Senfkohl trifft Rotkohl

### *Zutaten*

40 Gramm Senfkohl
40 Gramm Rotkohl oder Weißkohl
120 Gramm Orangenstücke
120 Gramm geschnittene Gelbe Paprika
200 ml Kokosnussmilch

**Proteine 4g, Fett 2g, Kohlenhydrate 25g, Ballaststoffe 5g, 146 Kcal**

### *Zubereitung*

Geben Sie die festen Zutaten in den großen Behälter und drücken Sie alles unter der MAX Linie zusammen. Füllen Sie dann den Behälter mit der jeweiligen Flüssigkeit auf. Schrauben Sie die NutriBullet™ Extraktor-Klingen an der Oberseite des Behälters an. Drehen Sie den Behältern nun um, verbinden Sie ihn mit der NutriBullet Power Base Basiseinheit und starten Sie den Extraktionsvorgang durch eine Drehung erneut. Extrahieren Sie all das Gute aus den Zutaten bis alles gleichmäßig flüssig ist (rund 20 Sekunden). *Öffnen und genießen!*

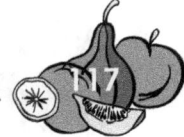

# Papaya Garten

## Zutaten

40 Gramm Brunnenkresse
40 Gramm Minze
120 Gramm Papaya
120 Gramm geschnittener Sellerie
100 ml Mandelmilch (Ungesüßt)
100 ml Griechisches Joghurt

*Proteine 8g, Fett 11g, Kohlenhydrate 19g, Ballaststoffe 7g, 230 Kcal*

## Zubereitung

Geben Sie die festen Zutaten in den großen Behälter und drücken Sie alles unter der MAX Linie zusammen. Füllen Sie dann den Behälter mit der jeweiligen Flüssigkeit auf. Schrauben Sie die NutriBullet™ Extraktor-Klingen an der Oberseite des Behälters an. Drehen Sie den Behältern nun um, verbinden Sie ihn mit der NutriBullet Power Base Basiseinheit und starten Sie den Extraktionsvorgang durch eine Drehung erneut. Extrahieren Sie all das Gute aus den Zutaten bis alles gleichmäßig flüssig ist (rund 20 Sekunden). ***Öffnen und genießen!***

# Rucola begehrt Wassermelone

## Zutaten

40 Gramm Spinat
40 Gramm Rucola/Arugura Salat
120 Gramm Wassermelonenstücke
120 Gramm geschnittene Rote Paprika
100 ml Kokosnussmilch
100 ml Griechisches Joghurt

*Proteine 8g, Fett 11g, Kohlenhydrate 23g, Ballaststoffe 4g, 233 Kcal*

## Zubereitung

Geben Sie die festen Zutaten in den großen Behälter und drücken Sie alles unter der MAX Linie zusammen. Füllen Sie dann den Behälter mit der jeweiligen Flüssigkeit auf. Schrauben Sie die NutriBullet™ Extraktor-Klingen an der Oberseite des Behälters an. Drehen Sie den Behältern nun um, verbinden Sie ihn mit der NutriBullet Power Base Basiseinheit und starten Sie den Extraktionsvorgang durch eine Drehung erneut. Extrahieren Sie all das Gute aus den Zutaten bis alles gleichmäßig flüssig ist (rund 20 Sekunden). ***Öffnen und genießen!***

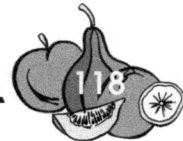

# Ananas betört Süßgras

## Zutaten

40 Gramm Salatblätter
40 Gramm Grünkohl
120 Gramm Ananasstücke
120 Gramm geschnittenes Süßgras
200 ml Kokosnussmilch

**Proteine 4g, Fett 2g, Kohlenhydrate 30g, Ballaststoffe 6g, 167 Kcal**

## Zubereitung

Geben Sie die festen Zutaten in den großen Behälter und drücken Sie alles unter der MAX Linie zusammen. Füllen Sie dann den Behälter mit der jeweiligen Flüssigkeit auf. Schrauben Sie die NutriBullet™ Extraktor-Klingen an der Oberseite des Behälters an. Drehen Sie den Behältern nun um, verbinden Sie ihn mit der NutriBullet Power Base Basiseinheit und starten Sie den Extraktionsvorgang durch eine Drehung erneut. Extrahieren Sie all das Gute aus den Zutaten bis alles gleichmäßig flüssig ist (rund 20 Sekunden). **Öffnen und genießen!**

# Tomaten Fandango

## Zutaten

40 Gramm Brokkoli Röschen
40 Gramm Fenchel
120 Gramm Brombeeren
120 Gramm geschnittene Tomaten
200 ml Haselnussmilch

**Proteine 5g, Fett 4g, Kohlenhydrate 18g, Ballaststoffe 11g, 157 Kcal**

## Zubereitung

Geben Sie die festen Zutaten in den großen Behälter und drücken Sie alles unter der MAX Linie zusammen. Füllen Sie dann den Behälter mit der jeweiligen Flüssigkeit auf. Schrauben Sie die NutriBullet™ Extraktor-Klingen an der Oberseite des Behälters an. Drehen Sie den Behältern nun um, verbinden Sie ihn mit der NutriBullet Power Base Basiseinheit und starten Sie den Extraktionsvorgang durch eine Drehung erneut. Extrahieren Sie all das Gute aus den Zutaten bis alles gleichmäßig flüssig ist (rund 20 Sekunden). **Öffnen und genießen!**

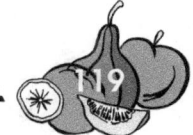

# Guave Arie

### Zutaten

40 Gramm Rotkohl oder Weißkohl
40 Gramm Senfkohl
120 Gramm Guave
120 Gramm gewürfelte Rübe
100 ml Kokosnussmilch
100 ml Griechisches Joghurt

*Proteine 10g, Fett 12g, Kohlenhydrate 27g, Ballaststoffe 10g, 277 Kcal*

### Zubereitung

Geben Sie die festen Zutaten in den großen Behälter und drücken Sie alles unter der MAX Linie zusammen. Füllen Sie dann den Behälter mit der jeweiligen Flüssigkeit auf. Schrauben Sie die NutriBullet™ Extraktor-Klingen an der Oberseite des Behälters an. Drehen Sie den Behältern nun um, verbinden Sie ihn mit der NutriBullet Power Base Basiseinheit und starten Sie den Extraktionsvorgang durch eine Drehung erneut. Extrahieren Sie all das Gute aus den Zutaten bis alles gleichmäßig flüssig ist (rund 20 Sekunden). ***Öffnen und genießen!***

# Kohl begehrt Brunnenkresse

### Zutaten

40 Gramm Kohlblätter gezupft
40 Gramm Brunnenkresse
120 Gramm Kiwischeiben
120 Gramm Rettich
200 ml Crème Fraiche mager

*Proteine 5g, Fett 31g, Kohlenhydrate 28g, Ballaststoffe 7g, 448 Kcal*

### Zubereitung

Geben Sie die festen Zutaten in den großen Behälter und drücken Sie alles unter der MAX Linie zusammen. Füllen Sie dann den Behälter mit der jeweiligen Flüssigkeit auf. Schrauben Sie die NutriBullet™ Extraktor-Klingen an der Oberseite des Behälters an. Drehen Sie den Behältern nun um, verbinden Sie ihn mit der NutriBullet Power Base Basiseinheit und starten Sie den Extraktionsvorgang durch eine Drehung erneut. Extrahieren Sie all das Gute aus den Zutaten bis alles gleichmäßig flüssig ist (rund 20 Sekunden). ***Öffnen und genießen!***

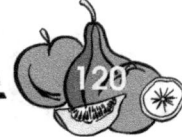

# Avocado Melodie

## *Zutaten*

80 Gramm Grünkohl
120 Gramm Avocado Stücke
120 Gramm geschnittene Tomaten
200 ml Mandelmilch (ungesüßt)

**Proteine 5g, Fett 20g, Kohlenhydrate 8g, Ballaststoffe 12g, 259 Kcal**

## *Zubereitung*

Geben Sie die festen Zutaten in den großen Behälter und drücken Sie alles unter der MAX Linie zusammen. Füllen Sie dann den Behälter mit der jeweiligen Flüssigkeit auf. Schrauben Sie die NutriBullet™ Extraktor-Klingen an der Oberseite des Behälters an. Drehen Sie den Behältern nun um, verbinden Sie ihn mit der NutriBullet Power Base Basiseinheit und starten Sie den Extraktionsvorgang durch eine Drehung erneut. Extrahieren Sie all das Gute aus den Zutaten bis alles gleichmäßig flüssig ist (rund 20 Sekunden). **Öffnen und genießen!**

# Rettich Trinksalat

## *Zutaten*

40 Gramm Senfkohl
40 Gramm Kohlblätter gezupft
120 Gramm Mandarinenscheiben
120 Gramm Rettich
200 ml Griechisches Joghurt

**Proteine 12g, Fett 20g, Kohlenhydrate 28g, Ballaststoffe 5g, 352 Kcal**

## *Zubereitung*

Geben Sie die festen Zutaten in den großen Behälter und drücken Sie alles unter der MAX Linie zusammen. Füllen Sie dann den Behälter mit der jeweiligen Flüssigkeit auf. Schrauben Sie die NutriBullet™ Extraktor-Klingen an der Oberseite des Behälters an. Drehen Sie den Behältern nun um, verbinden Sie ihn mit der NutriBullet Power Base Basiseinheit und starten Sie den Extraktionsvorgang durch eine Drehung erneut. Extrahieren Sie all das Gute aus den Zutaten bis alles gleichmäßig flüssig ist (rund 20 Sekunden). **Öffnen und genießen!**

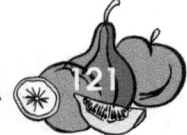

# NOTES

# NOTES

# NOTES

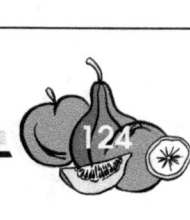